U0140054

為何龍蝦 不會變老
水母會 逆齡
人類 卻無法？

24個
自然界中青春、
衰老與生命期限的
科學奧祕

Jellyfish
Age
Backwards

Nature
Secret's to
Longevity

Nicklas
Brendborg

尼可拉斯・潘柏格 ————著

甘錫安 ————譯

推薦文
青春在「基」、長壽有「因」

黃貞祥　清華大學生命科學系副教授

　　從古老神話中的「青春之泉」到現代科學前沿，人類對青春永駐的渴望如滾滾長江，亙古不息。無論是探索傳說中的長生祕藥，還是挖掘基因深處的長壽密碼，這種對未知的探求，不僅是對生命熱愛的證明，更是對未來充滿憧憬的最佳寫照。

　　丹麥分子生物學家潘柏格的《為何龍蝦不會變老，水母會逆齡，人類卻無法？》恰似一場橫跨時空、超越物種的探險，帶領我們在生命科學的海洋中乘風破浪。全書以知識為骨、故事為肉，將科學研究、自然奇蹟與人文思考融會貫通。

　　他以幽默詼諧的文筆娓娓道來，讓這場對長壽奧祕的探索如入迷津、引人入勝。用生動的筆觸帶我們踏入自然界的奇蹟領域，見識那些壽命超越人類壽命極限的生物。從年齡超過兩百年的弓頭鯨，到可活三百多年的小頭睡鯊，每一個物種的長壽祕訣，都像是一部精心編織的生命劇本，令人目瞪口呆。

《為何龍蝦不會變老，水母會逆齡，人類卻無法？》中的核心亮點之一，無疑是燈塔水母。這種小如指甲的微型動物，竟擁有「返老還童」的能力：在遭遇環境壓力時，可以從成熟階段「回溯」到未成熟的水螅體階段，重啟生命週期。這種超凡能力彷彿童話中的魔法，卻真實存在於科學的世界。潘柏格形容它就像蝴蝶變回毛毛蟲一般，讓人不禁感嘆大自然的奧妙。

裸鼴鼠的故事更是耐人尋味。這些生活在地下、其貌不揚的小型動物，不僅壽命長達三十年以上，還幾乎對癌症免疫。特殊抗老化機制，使裸鼴鼠成為研究長壽與健康的理想模式。而其他如歷經千年的潘多白楊樹、與金字塔同壽的刺果松，更展現了大自然在壽命這一課題上的無限潛能。我們在這些奇妙故事中，彷彿徜徉於一片生命的瑰麗花園，驚嘆連連。

接著，潘柏格帶領我們從自然界轉向人類，深入挖掘壽命的祕密。他以詳實的資料與科學研究，挑戰了「壽命取決於基因」的傳統觀念，指出生活方式和環境才可能是大多數人主導壽命長短的關鍵因素。其中，「藍區」（Blue Zones）的研究成為重點。這些被譽為「長壽之鄉」的地區，涵蓋了日本的沖繩、哥斯大黎加的尼科亞半島以及義大利的薩丁尼亞等地。作者分析這些地區的共同特徵：簡單自然的飲食、積極的生活方式、緊密的家庭聯繫，以及對人生的強烈使命感。這些元素共築了一幅理想的生活藍圖，為我們的健康選擇提供了重要啟示。但現實並非童話，現代化的洪流正在威脅這些長壽文化的

根基。沖繩這個曾經的「長壽之島」，如今卻因肥胖與速食文化的侵蝕，成為日本健康排名最落後的地區。這種現象不僅是對長壽研究的警醒，更是對整個現代社會的一記當頭棒喝。

潘柏格也把目光投向未來，描繪了一幅科技如何助力長壽的宏大畫卷。從基因編輯到抗老化藥物，他深入淺出地介紹了尖端科技的進展，令人倍感振奮。特別是對裸鼴鼠抗癌基因與美國印第安納州伯恩鎮艾米希人基因突變的研究，揭示了基因科學對延緩衰老的巨大潛力，後者有些人因攜帶 PAI-1 基因的特殊變異，老化速度顯著減慢。這些發現讓人類抗老研究有了全新的突破方向，並展望未來可能透過科技方法模擬這些效果，使更多人受益。這些科學創新就像生命延續的希望之燈，為人類描繪出未來無限的可能。

然而，潘柏格並未一昧歌頌科技的力量。他坦誠道出老化研究面臨的挑戰與限制，例如基因與壽命的複雜聯繫尚待解碼，以及倫理與實驗需要長期審視的現實。他的平衡視角讓本書既充滿啟發，又不失現實感。

潘柏格以流暢的語言、風趣的敘述，讓科學不再晦澀難懂，而變成一場充滿驚喜的知識探險。無論你是對生命科學充滿熱情的愛好者，還是純粹的好奇者，本書都將為你打開一扇通向長壽奧祕的大門，啟發我們重新思考健康與壽命，提醒我們不僅是尋求延長生命的方式，還要珍視當下的每一天。

為何龍蝦不會變老，
水母會逆齡，人類卻無法？

推薦語

李新城　陽明交通大學藥理學研究所教授

古今中外，長生不老一直是許多人追求的目標。雖然由於糧食供給的充足、醫藥研究的進步與公共衛生的改善，已經減低因為飢荒和傳染病造成的死亡，大幅延長人類的平均壽命，但是我們也因此遭受許多與老化相關疾病（糖尿病、心臟病、神經退化性疾病或癌症等）的威脅，影響生活的品質。

潘柏格用淺顯易懂的方式，介紹從過去到現在人們如何試圖瞭解造成老化的成因、影響衰老速度的因素、和物種之間的差異，以及對抗衰老的歷史與科學進展。討論如何藉由避免偏誤的實驗設計，破解許多一廂情願地宣稱為抗衰老策略或藥物（維他命或營養品）的功效，並引領讀者思考如何追求生理壽命和精神健康之間的平衡，活得長壽、健康又快樂。

透過此書可以讓讀者更加瞭解人們抗衰老的努力，悲觀者或許可以正確預測所將面臨的困難與挫折，但樂觀者將更有機會帶來進步與希望。

目　次

Part 3 有用的建議

前言
青春之泉

1493 年，一隻由十七艘船組成的遠征隊離開西班牙的海港城鎮加地斯（Cádiz）。考察隊在加納利群島稍事停留後，便展開橫越大西洋的冒險。他們的目的地是印度，應該是吧？

這支船隊是西班牙第二次的美洲航行，目的是在新世界建立西班牙的第一個基地。為了達成這個目標，指揮官哥倫布（Christopher Columbus）帶了一千多人同行，雄心勃勃的德雷昂（Juan Ponce de León）也在其中。這支遠征隊到達位於熱帶的伊斯帕尼奧拉島之後，德雷昂留了下來，後來成為極受敬重的司令官和地主。

當時，新世界還是一片傳奇之地，有陌生的陸地、奇怪的人類，當然還有龐大的財富。一天，德雷昂聽到一個故事，提到伊斯帕尼奧拉島北邊的新陸地。他立刻召集幾個人出發探查。德雷昂的考察隊沿著巴哈馬群島向北行進，後來發現一個奇特的新地方，這裡的原野有很多花，所以稱為佛羅里達（La

Florida）。

這些西班牙人立刻開始探索這片新陸地，並在某個地方遇到原住民部落。雙方談話時，原住民告訴西班牙人一處神祕泉水，他們稱之為「青春之泉」。這種泉水有治療功效，甚至能使老人重返青春。不過原住民堅稱，他們的族人都不記得這處泉水的地點。而且他們講這個故事不是為了趕西班牙人走，而是真有其事。

後來幾年，西班牙考察隊越過佛羅里達海岸，翻遍每個角落，尋找這個著名的長生不老之泉。懷抱希望的西班牙人每發現一處淡水泉就跳下去，以佛羅里達的鱷魚常見程度而言，這個舉動十分勇敢。當然，這些西班牙人一直沒找到這處神祕泉水，倒是死神最後都找到了他們。

好了，認真的歷史學家應該會說，這個青春之泉的故事應該只是謠傳。還好我不是認真的歷史學家，所以可以用鄉野傳說當作這本書的開頭。

說實在話，德雷昂他們和其他時代的每個人找尋的東西都一樣：土地和黃金，或許再加上奴隸，當然還有女人。儘管如此，我們所知的每個文明幾乎都有追求長生不死的故事。每個

為何龍蝦不會變老，
水母會逆齡，人類卻無法？

歷史悠久的文化都有關於可以返老還童的泉水和長生靈藥的傳說，遍及古希臘時代的亞歷山大大帝、十字軍、古印度、古代中國、古代日本，以及世界各地。

事實上，史上最古老文學作品的主題也是這個。四千多年前的《吉爾伽美什史詩》（*Epic of Gilgamesh*）講述一位國王拋下整個國家，前往世界的邊緣，就是為了尋求永生。現代文明也不例外，雖然我們已經不相信神奇泉水和靈丹妙藥，但還是渴望發掘長壽背後的奧祕。不過時至今日，這些故事的來源已經不是傳說，而是關於科學研究的迷思。我們以為這些都是無可置疑的進步，儘管其實不一定如此。在瞭解老化的道路上科學經常跌跌撞撞。

20 世紀初期，有些科學家相信動物腺體的萃取物可讓人類重返青春。有一位研究者外科醫師沃羅諾夫（Serge Voronoff），認為服用或注射動物萃取物還不夠，必須直接把動物組織移植到人身上，才能得到需要的效果。他研究過埃及的閹割男性後，斷定睪丸是返老還童的首要來源。

因此他開始把小塊猴子睪丸移植到他的患者身上。這個方法太過驚悚，一般人避之唯恐不及，但有錢的名人趨之若鶩，爭相嘗試沃羅諾夫的神奇抗老移植手術。事實上，有興趣的人非常多，讓沃羅諾夫賺進了大把鈔票。不久之後，他越來越難取得足夠的猴子睪丸。為了維持供應來源，他在自己買下的城

堡中建造圍欄，關住這些可憐的猴子，還雇用馬戲團馴獸師負責飼養。

當然，沃羅諾夫的患者最後都成了世紀大笑話。他們和沃羅諾夫都越來越衰老，跟德雷昂等人一樣。其實我們也是，除非科學界能在我們衰老之前找出更好的解決方案。

這本書要談的就是這件事——如何盡可能地維持青春、延長壽命，換句話說，就是要探討長壽和健康生活的本質以及科學。讀者們不用把其他動物的睪丸移植到身上，也不用跟肉食性爬蟲類動物一起游泳。儘管如此，這個過程仍然有點像是一趟冒險旅程。

為何龍蝦不會變老，
水母會逆齡，人類卻無法？

Part 1
自然界的奇蹟

為何龍蝦不會變老，
水母會逆齡，人類卻無法？

— 01 —
長壽紀錄簿

淡藍色的格陵蘭海面底下，有個龐大黑影正在滑行。這個六公尺長的龐然大物移動得優雅從容，最高速度每小時不到三公里。

牠的拉丁文學名是 *Somniosus microcephalus*，字面意義是「腦部很小的夢遊者」。在中文裡，牠的名字是「小頭睡鯊」，似乎也好聽不了多少。如同拉丁文學名一樣，這種鯊魚速度不快，也不特別敏捷，但儘管如此，我們還是會在牠的肚子裡發現海豹、馴鹿，甚至北極熊的殘骸。

我們的神祕同伴不慌不忙，因為牠的時間很多。美國建國時，牠的年齡已經超過史上所有人類。鐵達尼號沉沒時，牠281歲，現在牠已經390歲了。儘管如此，依據研究人員估計，牠還可以再活好幾年。

這不表示這頭小頭睡鯊的身體完全沒有問題。牠的眼睛感

染了發光寄生蟲，導致牠慢慢失明。此外，儘管這頭小頭睡鯊體型龐大，但和其他不可食魚類同樣有個天敵：冰島人。讀者應該知道，小頭睡鯊體內含有大量有毒的氧化三甲胺（trimethylamine N-oxide），食用後會導致頭暈。但是當然了，勇敢無畏的冰島人已經找到了食用方法。

小頭睡鯊正是那種可以佔據某個清單頂端的動物。而牠的確也是個第一名——牠的壽命非常長，是目前紀錄中活得最久的脊椎動物。牠是脊椎動物，所以可說是人類的遠房親戚。人類跟鯊魚看來或許不像，但基本解剖構造倒是能看得出相似之處，像是都有心臟、肝臟、腸系統、兩個腎臟和一個腦。

當然，我們和這種龐大魚類在演化樹上還是有相當遠的距離。人類是哺乳類動物，這表示我們具有某些和小頭睡鯊不同的基本特徵。在生物學上，有個經驗法則是一種動物在演化上和人類越接近，研究這種動物就越能幫助我們瞭解自己。因此我們研究魚類的收穫大於研究昆蟲，但小於研究鳥類和爬蟲類，當然更小於人類的其他近親，也就是其他哺乳類。

奇怪的是，小頭睡鯊生活的區域和另一種長壽紀錄保持者相同，而且這種動物與人類近似得多。在格陵蘭周圍海域，如果運氣夠好，或許可以遇到身長十八公尺的弓頭鯨（bowhead whale）。弓頭鯨的外觀特徵雖然也不像人類，但內部結構比小頭睡鯊接近人類得多。鯨類的腦部較大，即使以體型看來也

為何龍蝦不會變老，
水母會逆齡，人類卻無法？

是如此，心臟和人類一樣有四個腔室，還有肺臟等共同特徵。

人類曾經獵捕這種龐大的動物，用牠的油脂點燈，還好現在牠們已經受到保護。只有阿拉斯加的因紐皮雅特人（Iñupiat）等原住民可以維持原本的謀生方式，繼續獵捕鯨類。因紐皮雅特人捕到鯨類後，偶爾會前往當地機關，繳交在鯨類體內發現的舊魚叉。這些魚叉是 19 世紀捕鯨失敗時留下的。科學家運用舊魚叉和分子方法，判定弓頭鯨的壽命超過兩百年，是哺乳類動物壽命最長的紀錄。

在演化樹上，如果把眼光轉向距離人類更遠的部分，可以看到幾個更令人驚奇的壽命紀錄。最好的例子是樹木，對樹木而言，老化幾乎不存在，至少和我們所知的老化不一樣。我們人類的死亡風險隨老化而提高，樹木只會變得更大、更強壯和更耐寒。這代表樹木的死亡風險隨它存活的時間而年年降低，至少可以活到因為長得太高而被風暴吹倒為止，但這種意外死亡和老化完全沒有關係。

這表示有些樹真的非常老。有一棵 5,000 歲的刺果松名叫瑪土撒拉（Methuselah），位於美國加州白山的某個祕密地點，是世界上數一數二古老的樹。瑪土撒拉剛發芽時，埃及金字塔還在建造，最後的長毛象還在西伯利亞的弗蘭格爾島（Wrangel Island）上活動。

但跟樹木界的紀錄保持者相比，瑪土撒拉還差得很遠。在

東加女王

談到壽命很長的生物，當然不能不提到烏龜。史上壽命最長的烏龜是東加王國皇室的輻射龜馬利拉（Tu'i Malila）。牠是 1777 年英國探險家庫克（James Cook）送給東加國王的禮物。牠於 1965 年去世時，活了大約 188 年。這是目前可驗證的龜類最高齡紀錄。然而馬利拉的紀錄即將被大西洋聖海倫娜島上的塞席爾巨龜強納森（Jonathan）超越。強納森出生於 1832 年左右，比郵票還早，生涯歷經七位英國君主、三十九任美國總統。讀者們讀到這本書時，強納森或許已經成為新的龜類高齡紀錄保持者。[1]

瑪土撒拉東北方大約五百六十公里的美國猶他州魚湖國家森林（Fishlake National Forest）中，有一棵美國白楊，名叫潘多（Pando），拉丁文的意思是「我向四周伸展」。它不是單一棵樹，而是某種超生物——這些同樣基因型的樹由龐大廣闊的根系連結，面積相當於紐約中央公園的八分之一。

潘多也是地球上最重的生物，總共延伸出四千多棵樹。這些樹的年齡大多是 100~130 歲，死於風暴和火災等等。但潘多持續萌發出新的樹，根系本身的年齡已經超過 14,000 歲。

雖然有些生物的壽命比人類長得多，但老化過程完全不

1　譯注：強納森已正式成為史上最長壽烏龜的紀錄保持者，至 2025 年，推估年齡為 193 歲。

為何龍蝦不會變老，
水母會逆齡，人類卻無法？

同。也就是說，某些生物老化的方式和人類完全不同。

我們人類的老化程度呈指數增長。青春期後，我們的死亡風險大約每八年加倍一次。我們的生理狀況漸漸走下坡，使我們越來越衰弱。這是最常見的老化方式，也與我們經常接觸的大多數動物相同。不過這當然不是自然界中唯一的老化模式。

有一類特異的動物只繁殖一次，繁殖完成後立即迅速老化，這種狀況稱為單次繁殖（semelparity）。讀者如果常看生態紀錄片，會知道太平洋鮭魚的生命循環就是如此。太平洋鮭魚在小溪流中產卵，讓小鮭魚在比較安全的環境下長大。接著小鮭魚游到海中生活，直到性成熟。到了某個時刻，太平洋鮭魚會準備繁衍下一代，糟糕的是，鮭魚只會在牠們自己孵化的溪流中產卵。因此辛苦的鮭魚們必須再游回內陸，逆流而上，進入山中，距離往往長達數百公里。所有魚類其實都有能力游到瀑布上游，這一直讓我非常驚奇。真是趟瘋狂的旅程。

對鮭魚而言更糟的是，不只人類知道牠們十分美味。鮭魚開始迴游時，當地的熊、狼、老鷹和蒼鷺等所有掠食者，全都耐心等待，準備大快朵頤。為了把握生存機會，太平洋鮭魚全身充滿壓力荷爾蒙，完全停止進食，與大自然展開每日每夜永無止境的戰鬥。大多數鮭魚無法到達目的地，但其中仍有少數，有幸能回到自己當初來到這個世界的溪流，繁衍下一代。

達成這個目標之後，讀者或許認為鮭魚要回到大海應該沒

有問題，畢竟回程是順流而下，應該輕鬆得多。但鮭魚根本不打算這麼做。牠們繁殖之後，就直接進入臨終衰退期，就像植物一夜枯萎一樣。鮭魚把受精卵藏在砂質河床底下後幾天，整群鮭魚就此死亡。

在自然界中，這類奇怪又悲慘的故事其實比我們想像得更普遍。以下是幾個比較常見的例子：

- 母章魚產卵之後，就會封起口部，停止進食，全心全意保護卵。章魚卵孵化後幾天，母章魚就會死亡。

- 小型雄性鼠類，例如澳洲有袋類動物棕袋鼬（*Antechinus stuartii*），在求偶季節時壓力極大、十分凶猛，而且會在交配過程中耗盡體力，不久後就會死亡。

- 蟬的一生（最長可達十七年）大多數時間生活在地下，爬到地面只是為了產卵。產卵後不久就死亡。

- 蜉蝣孵化後只能活一到兩天。事實上，有一種蠅類沒有口部，而且只能活五分鐘。牠唯一的使命就是繁殖一次。

- 連某些植物也有這種老化模式。龍舌蘭又稱為百年植物（century plant），能活好幾十年，但只要開過一次花，很快就會枯萎死亡。

相反地，也有某些動物完全不會老化，至少和我們一般認

為何龍蝦不會變老，
水母會逆齡，人類卻無法？

為的老化方式不同。龍蝦就是這樣的例子。這種甲殼類的王者和樹木一樣，不會隨時間而衰弱或降低繁殖能力。而且正好相反，龍蝦一生都會持續長大，隨時間越來越強壯，當然這不表示龍蝦永遠不會死。大自然是殘酷的，掠食者、競爭者、疾病或意外最後都會使龍蝦死亡。即使沒有死於這些原因，巨大的龍蝦最後也會因為體型過大而死於其他身體問題。然而對於龍蝦而言，年老和我們所知的逐漸衰弱完全沒有關係。

★ ★ ★

自然界中也有一些生物發展出十分特異的方法來延長壽命。舉例來說，有些細菌能進入某種休眠狀態。這種細菌遭遇壓力時，可轉換成類似種子的緊密結構。這種結構稱為內生孢子（endospore），能抵擋各種自然考驗，甚至包括極度高熱和紫外線輻射。在內生孢子中，細菌通常必需的維生過程全都暫停，就像死了一樣。不過內生孢子還是能感知周遭環境。環境好轉時，細菌就會解除防護，回復原本的活動力，好像什麼事都沒發生一樣。

細菌能維持休眠狀態多久很難確定，或許其實根本沒有極限。科學家經常碰到超過一萬年前的內生孢子甦醒過來。事實上，在某些研究報告中，內生孢子在休眠數百萬年後依然能夠恢復活力。

不過，我想把「最優秀老化戲法」獎頒給燈塔水母（Turritopsis），這本書的原書名也是由牠而來。對一般人而言，燈塔水母看來不大起眼。這種水母很小，大約和指甲相仿，一生中大多數時間隨波逐流，取食浮游生物。

但只要運用正確的方法，燈塔水母或許會透露牠的祕密。

這種小小的水母如果遭遇壓力，例如飢荒或水溫突然改變，就會出現奇怪的現象：牠會從成年階段回到水螅體（polyp）階段。這種狀況就像蝴蝶變回毛毛蟲，或是我們辛苦工作一整天之後，決定變回幼兒園學童一樣。

燈塔水母回到水螅體階段，其實就是返老還童。在此之後，牠能重新長大，完全沒有曾經長大過的生理記憶。比電影《班傑明的奇幻旅程》的戲法更神奇的是，研究人員還指出，燈塔水母能一再重複這個返老還童過程。這麼小的水母生活在遼闊的大海中，顯然不可能永遠不死，其他動物最後總會吃掉牠。不過如果是在實驗室的安全環境中，就有可能長生不死。燈塔水母很可能是老化研究的聖杯，符合生物學上不死的定義。

不過就和各種很棒的點子一樣，其他人也都想得到。燈塔水母雖然是我最喜歡的逆轉老化例證，但自然界中其實還有其他例子，包括另一種「長生不死」的水母、水螅綱生物（Hydra），還有一種原始的扁蟲——渦蟲（Planaria）。食物來源充足時，渦蟲和燈塔水母一樣，生活得十分低調。但如果

食物來源消失，牠就會表演一招特殊戲法。飢餓的渦蟲會從最不重要的部分開始吃自己，最後只剩下神經系統。這樣可幫渦蟲多爭取一點時間，撐到狀況好轉。渦蟲感受到狀況好轉的跡象時，就會開始長大，重新開始生活。其他蟲類到一定的年齡就會死亡，但重獲青春的渦蟲可以四處游來游去，仍然充滿年輕活力。事實上，渦蟲非常擅於再生，如果我們把它切成兩半，這兩半都不會死掉，而會變成兩隻活的渦蟲。

想像一下，若有一天我們能學會這些動物施展的魔術該有多好。

★ ★ ★

弓頭鯨的壽命相當長，十八公尺長的小頭睡鯊和大型龜類也是如此。讀者們發現其中的模式了嗎？如果我說，一般老鼠即使生活在圈養環境中，能活到兩年已經算很幸運了呢？

這些長壽動物共同的奧祕是體型。一般說來，大型動物活得比小型動物久。鯨類、大象和人類較為長壽，齧齒類的壽命大多不長。

演化上的理由可能是體型能防範掠食者。被其他動物獵食的風險降低時，減緩生命歷程可能在演化上有所助益。也就是生命歷程具有成熟得慢、後代較少、養育後代時間較長，以及

投入資源維持身體健康等特徵。另一方面，如果某個物種長期生活在危險中，為了未來而活就沒那麼有意義。相反地，這類物種應該盡可能快點成熟、只顧現在、忽視未來，盡量繁殖許多後代，希望其中至少有一部分後代能幸運存活下去。

負鼠就是能清楚展現這種權衡的好例子。生物學家奧斯塔德（Steven Austad）在研究委內瑞拉雨林中的這種小型有袋類動物時，開始好奇牠們為什麼老化得這麼快。如果奧斯塔德抓到同一隻負鼠兩次，經常可以看出身體狀態的差異，即使只相隔幾個月也是如此。

從照片看起來，雨林很像天堂，但對生活在其中的動物而言，它其實比較像是熱帶噩夢。每棵樹背後都潛藏危險，生活在其中的負鼠也在牠的生命歷程中反映出這點。雨林中的負鼠已演化成不重視維持身體狀況、只忙著在被其他動物吃掉之前完成繁殖任務的生物。相反地，奧斯塔德也發現另一群負鼠生活在可說是負鼠天堂的地方。美國喬治亞州外海的沙沛羅島（Sapelo Island）上沒有掠食者，當地的負鼠每天在陽光下無憂無慮地閒晃。這群負鼠在比較安全的環境中生活了幾千年，結果演化出比美洲大陸上的親戚更長的壽命。存活的可能性越高，注重維持身體狀況的成果越大。

比較安全的生活讓壽命變長，這也能用來解釋人類的特殊狀況：人類雖然是大型哺乳類動物，但以體型而言，我們的壽

命仍然比預期更長。這種狀況的原因可能是我們位於食物鏈頂端。大多數動物已經學會避開人類，可以想像不明白這點的動物早在石器時代就已經嘗到苦果。

同樣地，這個假設也能解釋體型與壽命規則中的某些例外。成功跳脫這個趨勢的小型動物大多具有類似的適應能力，協助牠們躲避掠食者，這種能力就是飛行。舉例來說，體型相同的鳥類活得比哺乳類動物久。跟體型相仿的其他哺乳類相比，哺乳類動物中唯一會飛的蝙蝠，壽命是牠們的三·五倍。

★ ★ ★

現在讀者們已經知道，大型動物的壽命比小型動物長，那麼讀者認為大丹狗還是吉娃娃的壽命比較長？如果讀者是偏愛大型狗的愛狗人士，就會知道故事的結局是大型犬的壽命不算很長。大丹狗的壽命通常是八年左右，而吉娃娃、傑克羅素狸犬和拉薩犬等小型犬的壽命長了兩倍以上。原因是大型動物的壽命雖然通常比小型動物長，但在**同物種**中往往相反。也就是說，小型個體活得比大型個體久。舉例來說，小馬活得比一般馬久，而鼠類的長壽紀錄保持者是艾姆斯侏儒鼠（Ames dwarf mouse）。

同樣地，雌性哺乳類動物的壽命幾乎都比同物種的雄性動物長，無論獅子、鹿、草原犬鼠、黑猩猩、大猩猩或人類，

都是如此。但為什麼這樣？有個線索是雌性哺乳類動物的體型幾乎都小於雄性動物。在人類中，男性的體型比女性大15~20%，女性的平均壽命則多了幾年。在雌雄體型相仿的鬣狗等少數哺乳類動物中，雄性和雌性的壽命也相仿。

★ ★ ★

目前我們還沒見到生命延續研究專家最有興趣的動物。

抗老領域的明星級動物發源於非洲東部，但在這片廣闊大草原上看不到牠們。往地下挖幾公分，就能看到這種小動物在隧道中倉皇奔跑。牠們建造了這些長度可達數公里的隧道。

這種動物稱為裸鼴鼠（naked mole rat），牠不是科學家最喜歡的動物，因為牠的外表很不討喜。想像一下惡夢裡看到的老鼠，就這樣繼續想像下去。牠的皮膚光禿無毛、很皺，而且是粉紅色的。稀疏的長毛從身體冒出來，門牙位於嘴巴外面，主要用來挖掘。眼睛只剩兩個小黑點，幾乎沒有功能。

不過裸鼴鼠雖然外貌醜陋，卻有許多好朋友。裸鼴鼠由二十至三百隻聚落成員建造和維護牠們在非洲東部的地下王國，在其中巡邏，尋找敵人和食物。

聚落成員不值班時會住在王國總部。總部有食物儲藏室、睡眠區，甚至還有廁所。聚落的總部是地位最高的裸鼴鼠——

也就是女王——的領地。讀者們已經知道，裸鼴鼠聚落的生活方式和一般哺乳類動物不一樣。這種小型鼠類是唯一具有**真社會性**（eusocial）的哺乳類動物。我們通常把這種社會結構跟螞蟻或蜜蜂聯想在一起。女王是唯一能繁殖下一代的裸鼴鼠，其他聚落成員則是暫時不育的工鼠和兵鼠，只有女王挑選為男寵的少數雄性例外。

老化研究專家認為裸鼴鼠十分有趣，因為牠們不符合一般的體型和壽命規則。成年裸鼴鼠體重大約三十五公克，不比小鼠重多少。儘管如此，裸鼴鼠的壽命經常超過三十五年，而一般鼠類的壽命大約是四年。

要瞭解這些現象的重要性，可以想像以下的狀況：如果讀者是研究人員，想研究老化，應該到哪裡尋求靈感？顯而易見的選擇就是研究長壽動物，從牠們的奧祕中汲取一些心得。

讀者想道：活很久的動物……鯨類？要養在實驗室裡應該有點困難。大象？一樣的問題。把鳥類養在小籠子裡？這是虐待動物（而且鳥類不是哺乳類）。那裸鼴鼠呢？長壽？是的。可以養在實驗室裡？是的。跟我們一樣是哺乳類？是的。目前一切條件都符合。

接下來的挑戰是找出要比較的動物。顯而易見的選擇是壽命較短的近親。這樣就能檢視兩者之間的差別，看看是否能用來解釋兩者為什麼壽命不同。同樣地，裸鼴鼠確實是個好選

擇。實驗室中最常見的兩種動物，也就是大鼠和小鼠，正好都和裸鼴鼠親緣關係相近，但壽命相差很多。所以這種小動物非常適合用來研究老化。

世界各地的研究專家比我們更早好幾十年開始研究裸鼴鼠。這些研究學者指出，我們幾乎無法分辨出年輕和年老裸鼴鼠之間的差異。或許可以說，裸鼴鼠外表看來年輕的標準相當低：只要沒有毛、皮膚又皺就可以了。儘管如此，這個觀察結果仍然相當有趣。不只**科學檢驗**指出裸鼴鼠老化得相當慢，從**外觀**看來也是如此。

裸鼴鼠研究專家也指出，裸鼴鼠幾乎對癌症免疫，即使他們試圖用人工方式使裸鼴鼠罹癌也是如此。在接受研究的幾千隻裸鼴鼠中，只發現了六個腫瘤。以這麼小的動物而言，這個結果相當驚人。相較之下，實驗室中的小鼠死亡之後，有70%的身上帶有癌症徵兆。一般說來，有20~50%的個體罹患癌症，對任何物種而言都算正常，包括人類在內。舉例來說，在許多已開發國家，癌症已經取代心血管疾病，成為第一大死因。但不知如何，這種非洲東部的小型鼠類找到了抵禦癌症的方法。這種生物確實相當神奇，將在以後的老化故事中扮演十分重要的角色。

為何龍蝦不會變老，
水母會逆齡，人類卻無法？

— 02 —
太陽、棕櫚樹和長壽

　　溫暖的星期四中午，一輛改裝校車緩緩駛入哥斯大黎加的尼科亞鎮（Nicoya）的巴士站。尼科亞是尼科亞半島（Nicoya Peninsula）的首府。我確認這是我要坐的巴士後，便跟著當地人一起走進越來越長的隊伍，準備上車。隊伍裡有年輕母親、年長夫婦、中年女性，還有說笑的學童。我們各自就坐，不久之後，巴士彎彎曲曲地鑽出尼科亞鎮的水泥叢林，進入哥斯大黎加的鄉間。沒有汽車的馬路兩邊是色彩繽紛的小房子，翠綠的景色出現在地平線上。

　　在巴士裡，落單的白人很快就引起注意。我只能讓他們失望了：「（用西班牙語講）我不會講西班牙語。」不過這不影響基本會話。透過手勢、旅遊書西班牙語基本會話和一點點Google 翻譯，我們還是可以溝通。

　　一陣子之後，一位女性小心地轉向我，用生疏的英語說：「你要去奧漢查（Hojancha）嗎？」

沒錯。

為什麼呢？你要去爬山嗎？

不算是。我解釋：「我要去看藍區。」

這位女性笑了出來，翻譯給幾個人聽。接著她比較認真地看著我說：「他們說那是真的。」

半小時後，巴士緩緩駛入沉睡的奧漢查村，到達中心廣場。我走下巴士時，一位當地男性指給我看哪一間是鎮上最好的餐廳，同時謝了我好幾次，感謝我造訪這裡。接著，在我享用傳統餐點時，哥斯大黎加鄉間的日常生活在我周圍展開。

★ ★ ★

悲觀者或許會說我們永遠不可能戰勝老化，甚至真正延長壽命。但當我們瞭解自然界中的老化時，就不會再抱持這個看法。其他動物和人類一樣複雜，卻能活得比人類久上許多，長時間不老化，甚至逆齡回春。這讓人很難相信目前人類的壽命已是生物的基本極限。人類只要運用自己的聰明才智，也有機會逆轉局勢。

雖然來自大自然的靈感有一天或許能協助我們對抗老化，但我們不只能在自然界尋找點子，也可以從其他人類身上汲取

不少心得。人類之間當然非常相似，但每個人的老化過程和壽命仍有不少差異。這種時候一定要提到尼科亞半島。哥斯大黎加的這個地區山巒起伏，風景秀麗，是個熱門旅遊地點。有原始的雨林、美麗的沙灘和溫暖宜人的氣候。但除此之外，尼科亞半島也因為美國記者布特納（Dan Buettner）在書籍《藍區》（*The Blue Zones*）中特別提到而聞名。布特納在書中造訪了全球知名的「藍區」，這些地區民眾長壽的比例特別高。

除了尼科亞半島之外，世界上還有四個藍區，包括義大利薩丁尼亞的巴爾巴吉雅（Barbagia）地區、希臘的伊卡利亞島（Ikaria）、日本的沖繩縣，以及美國加州的羅馬琳達市（Loma Linda）。依據統計，這幾個地方的居民壽命都相當長。以出生於 1900 年的人當作例子，出生在這一年的沖繩縣女性成為人瑞（年齡超過 100 歲）的比例是原生丹麥女性的七‧五倍。以男性而言，沖繩人成為人瑞的比例則是丹麥人的六倍。

所以問題是，全球各地這幾個看似無關的地區，究竟有什麼因素使居民如此長壽？若不是那裡的人有什麼特別之處，就是他們的生活方式和環境與眾不同。

乍看之下，我們或許很容易想到遺傳上的解釋。我們可以注意到，這五個藍區都有點與世隔絕。即使今日，尼科亞半島上的許多運輸路線還是叢林小路或泥土路，最好的交通工具是沙灘越野車。這表示該地居民自古以來就與世隔絕，只跟當地

人通婚。如果有利的老化基因存在於尼科亞半島上，應該已循環了好多代。然而，相關不能當成唯一解釋。研究指出，當地人搬離尼科亞半島後，壽命就沒有那麼長了。

布特納試圖以這些地區的文化來提出解釋，包括當地緊密的家庭關係、攝取的食物，活躍但放鬆的生活方式，以及居民強烈的意義感。

布特納說的可能是對的，但我們沒有很多時間來證實。近幾十年來，全球化的魔爪已經徹底滲透了藍區。今天，尼科亞半島人的生活方式越來越接近世界其他地方。食用很多速食、從事久坐工作，大多數居民使用機動化的交通方式。在偏遠的山中村莊中，還可以發現少許舊的生活方式，但即使是這些地方，屋頂也有衛星天線，路上也有汽車。

日本的沖繩縣是藍區失色最好的例子。2000 年以前，沖繩是全日本平均壽命最長的地方，而日本原本就以長壽聞名。然而這個藍區自那之後逐漸在我們眼前消失。現在，沖繩是全日本各行政區中 BMI 最高、吃最多炸雞的地方，這個島嶼在長壽排行榜上的排名大幅下降，現在已是日本的倒數幾名。

整體說來，沖繩和其他藍區的發展當然可以說是進步的一種形式。全球化或許帶來肥胖和健康問題，但也帶來現代化醫療和乾淨的飲用水，讓居民免於飢餓。但隨著這些地區的經濟迅速發展，讓我們更難理解藍區的祕密是什麼，或者應該說，

藍區過去的祕密是什麼。

＊　＊　＊

　　批評藍區概念的人主張，全球化根本沒有傷害這些地區：這些地區或許本來就不長壽。我們知道，在美國實施全州出生證明制度後，年齡極大者的人數迅速減少。這不是因為出生證明讓人死得早，而是很多人瑞不會去計算，也不知道自己的實際年齡，講得更嚴重一點，他們根本在騙人。批評者指出，大多數藍區可能也有這類詐騙。他們推測在薩丁尼亞、沖繩和伊卡利亞等地的長壽相當可疑。因為這些地方都偏遠又貧窮，教育程度低、犯罪率相對較高、酒精攝取量大，吸菸量也大。

　　現在，藍區研究者沒那麼容易相信他人了，而且顯然也抱持這種觀點。他們會透過正式文件、訪問家人和許多交叉比對，認真查證研究對象的真實年齡。然而，要完全排除說謊真的很難。說謊一定是其他「長壽熱點」的重要原因。有一件事是確定的：謊報年齡是世界上最古老的詐騙。神話、傳說，甚至歷史資料中，隨處都有人活了兩百年、五百年，甚至一千年，在我們討論人瑞研究時必須記住這點。

　　如果想學習人類長壽的祕訣，最好觀察整個國家的資料。這麼說來，應該要參考世界衛生組織發布的世界各地平均壽命排名。本書撰寫期間，排名第一的是日本，其次是瑞士、南韓、

新加坡和西班牙。這份排名每年都不同，但可說是世界富裕民主國家名人錄。此外，也可以注意到，亞洲已開發國家的表現相當好。日本、南韓和新加坡都是富裕國家，但人民壽命已超過單以財富可以預期的表現。其中的理由目前還不清楚，有個解釋是他們的生活方式比較健康。亞洲國家的飲食文化通常比西方國家健康，肥胖率也較低。但另一方面，亞洲國家的吸菸率通常較高，汙染程度也較高。另一個可能的解釋是養老金詐騙。舉例來說，2010 年，日本政府發現有二十三萬名人瑞生死不明。其中有些人可能早已去世但沒通報，家屬可以藉以繼續領取養老金。但同樣地，我們也沒證據證明養老金詐騙在亞洲更普遍。此外，亞洲移民和後代在美國也相當長壽。事實上，亞裔是美國壽命最長的族裔，超過歐裔美國人。

把目光聚集在我所在的這個地區，可以發現南歐國家的壽命通常比北方鄰國長。在撰寫本書時，西班牙、賽普勒斯和義大利分別是歐洲的第二名、第三名和第四名。這些國家的平均壽命比壽命較短的北方國家長兩年左右，包括德國、英國，還有（真不想承認）丹麥。位於歐洲的兩個藍區，伊卡利亞和薩丁尼亞都在南歐，我認為這個排名詳實反映了大多數歐洲人的刻板印象。舉例來說，地中海飲食一向號稱能促進健康。

所以，雖然富裕國家的居民壽命長於貧窮國家不太令人驚訝，但如果真的想瞭解人類如何長壽，我們似乎應該特別關注東亞地區和歐洲南部。

為何龍蝦不會變老，
水母會逆齡，人類卻無法？

─ 03 ─
被高估的基因

社會科學解釋人類的差異時,通常會區分遺傳和環境,也就是先天和後天。換句話說,我們的特徵可能是與生俱來(由基因決定)的,也可能是學習而來(由經驗塑造)的。舉例來說,如果你在還是一個嬰兒的時候,被有紫色眼珠的保加利亞家族收養,你的眼珠顏色不會因此改變,但可能會說保加利亞語而不是國語。這是因為一個人的眼珠顏色由基因決定,而他說的語言則由環境決定。

雖然這個明確的區別可以用來解釋幾種特徵,但這種區分有時會太過刻意。我們的特徵絕大多數會**同時**受到遺傳和環境兩方面的影響。就以我們的個性而言,每個人一定都有些天生的傾向,例如脾氣有點差或比較害羞。但這些傾向後來可能會轉好(或轉壞),取決於我們接受的養育方式和生活環境。

相同地,我們的健康和長壽也會同時受到遺傳和環境影響。如果想瞭解老化,並找出對抗老化的方法,我們就應該好

好釐清這兩者的影響。

在研究遺傳與環境影響的方法中，最常見的就是雙胞胎研究。在這種研究方法中，科學家藉助了大自然的贈禮：擁有完全相同 DNA 的同卵雙胞胎。同卵雙胞胎就像複製人一樣。我們知道一般來說，卵子受精之後，受精卵會發育成一個人。然而在早期細胞分裂過程中，有些受精卵可能會分裂成兩個。發生這種狀況時，受精卵就會發育成兩個人，而這兩人的基因藍圖完全相同。

相反地，異卵雙胞胎的 DNA 並不相同。異卵雙胞胎來自兩個不同的受精卵，分別由不同的精子受精。因此，異卵雙胞胎的相似程度跟一般手足一樣，只有一半的 DNA 相同。

同卵雙胞胎和異卵雙胞胎之間的關鍵差異，可用來檢驗基因對各種特徵的重要程度。

這兩種雙胞胎都在類似的環境中生長，但相似程度並不相等，因為同卵雙胞胎的 DNA 相似程度是異卵雙胞胎的兩倍。如果同卵雙胞胎的某個特定特徵比異卵雙胞胎更相近，就可以知道基因對這個特徵而言相當重要。

明尼蘇達雙胞胎研究是個有趣的雙胞胎研究案例。這項研究追蹤那些分別被不同家庭收養，因此分別長大的同卵雙胞胎和異卵雙胞胎。研究人員原本推測，同卵雙胞胎被分別扶養時

會產生很大的差異，但卻驚訝地發現兩人仍然相當相似。讀者如果見到這兩個雙胞胎，可能會猜想兩人一起長大，但其實兩人從未見過面。

席格爾（Nancy Segal）是進行這項研究的學者之一，她曾提到路易斯（James Lewis）和史普林格（Jim Springer）這個例子。他們兩人 40 多歲時第一次見面，但在此之前，他們的人生相似得出奇：他們都固定到佛羅里達州的同一處海灘度假，他們都會咬指甲、開淺藍色雪佛蘭汽車，他們都有相似的頭痛症狀，而且都曾在警署和麥當勞打工。其中一人的兒子名叫詹姆斯・艾倫（James Alan）。另一人的兒子也叫詹姆斯・艾倫，只是拼法不同（James Allan）。他們的相似點多到離譜。兩人初次結婚的太太都叫琳達，後來都跟琳達離婚，又跟名叫貝蒂的女性結婚。最後，其中一人跟貝蒂離婚，所以或許另一位貝蒂也應該開始擔心了。

當然，太太的名字不會設定在基因裡，但這對兄弟證明了基因對我們的特徵影響有多大。那麼在壽命方面呢？

雙胞胎與長壽的相關研究中，最著名的是一項針對 1870 到 1900 年之間出生於丹麥的雙胞胎。在這項研究中，研究人員發現長壽的遺傳性（heritability）在男性是 0.26，女性是 0.23。其他相似研究的結果也相當接近：艾米希人（Amish）是 0.25，猶他州是 0.15，瑞典則是 0.33。實際數字不是那麼

重要，重要的是壽命的遺傳性通常相當低，比較接近 0，而不是接近 1。

遺傳性是個比較技術性的概念，但我們可以這樣理解：如果某個特徵的遺傳性是 1，就表示個體間的所有差異都是源自基因。舉例來說，如果身高的遺傳度是 1，而某個人比另一人高，代表身高差異完全源自兩人間的基因差異。如果身高的遺傳性是 0，代表差異完全源自環境。所以壽命的遺傳性是 0.15~0.33，表示壽命差異大部分源自基因**以外**的其他因素。

研究人員還在持續進行雙胞胎研究，但也開始採用新的研究設計來釐清基因和環境的影響。舉例來說，Google 旗下的加州生命公司 Calico 曾經和蒐集了一億多份家族族譜的 Ancestry.com 合作進行研究。這些族譜包含不同家族的大量壽命資料，當然可以進行分析。這項研究的結果證實長壽的遺傳性相當低。也就是說，儘管我們的基因對許多特徵有很大的影響，但對我們能活多久影響不大。

事實上，Calico 研究人員發現，基因的重要程度甚至可能低於雙胞胎研究的結果。他們發現結婚的伴侶（通常沒有血緣關係）在壽命上的相似程度大於異性手足。整體說來，一個家族的壽命和與家族成員結婚的人的壽命相關。如果讀者的岳母剛搬過來，而且一直活力十足，這或許是個好消息。

配偶壽命相仿的原因可能是我們的結婚對象通常和自己相

似。顯而易見地，我們不可能事先知道未來伴侶的壽命，但配偶在飲食和運動（或缺乏運動）的興趣可能和我們相同，而且經濟狀況和身體特徵也相仿。

這些細節的重點在於，配偶間的關聯讓我們覺得長壽受遺傳影響很大，但其實並非如此。研究者針對我們傾向與和自己相似的人結婚這點進行校正後，長壽的遺傳性大幅下降到 0.1以下。換句話說，我們的壽命幾乎完全不受遺傳影響。如果讀者希望靠自己的行動決定自己能活多久，這應該是個好消息。

許多人認為如果某樣事物是遺傳性的，它就是固定不變的。但讀者應該知道，基因不是魔法，也不是命運，只是蛋白質的配方。你和我的遺傳差異可能代表你製造的某種蛋白質多一點或少一點，或是你的這種蛋白質的形狀和我的略有不同。這些差異有時可能造成特徵的差異，但不是因為魔法，而是蛋白質。

如果我們瞭解遺傳如何塑造人與人之間的差異，就能找出使用藥物或科技模擬這種效果的方法。舉例來說，基因對我們視力不佳的機率有影響，但現在我們發明了眼鏡、隱形眼鏡和雷射手術。最後，我們將會開發出科技，模仿讓某些人免於視力惡化的遺傳機制，使我們在遺傳上是否容易近視變得完全不重要。

壽命的遺傳特質同樣也是如此。雖然我們已經知道基因對

歷史上的遺傳性

與壽命遺傳性相關的研究，研究對象全都是已經去世的人，而且出生年代和我們差距相當大。這點可能會影響研究結果。

身高是個不錯的類推。過去，我們成年後的身高與環境的關係比現在大得多，這裡所說的環境，指的是社會階級。如果出生在富裕家庭，就有很多東西可吃，包括充足的蛋白質。如果出生在貧窮家庭，可能就只能依靠少數食物生存，甚至可能經歷飢餓，而且生活得相當擁擠，很容易傳播疾病。這些差異指出，富人以往比窮人高，不是因為他們的基因比較好，而是養育過程不同。但現在已經不是這樣。大多數已開發國家中，連窮人都有足夠的食物，還有充足的蛋白質和兒童疫苗。這代表每個人都有機會長到基因設定的身高。因此到了今天，遺傳對我們成年身高的影響比以往大上許多。長壽或許也會是相同的情況：每個人越接近有利於長壽的最佳條件，遺傳因素就越重要。

我們的壽命影響有限，但也不是零。這表示我們可從長壽者的遺傳特質，窺見長壽背後的祕密。破解這些祕密之後，我們將可設計出藥物，在其他人身上模擬出這種效果，讓每個人都能從中受益。

想像一下，我們發現你身上的虛構基因 GENE1 上有個突變。在此同時，我們也發現你和其他具有這個突變的人比較可

為何龍蝦不會變老，
水母會逆齡，人類卻無法？

能長壽。我們研究這個突變時，可能會發現這個突變使你們製造的 GENE1 蛋白質比一般人略少一點。接下來，我們要做的是設計出方法，例如分解 GENE1 蛋白質或用藥物防止這種蛋白質生成，並在其他人身上模擬出這個效果。

坦白說，真實的生物學比這裡講的複雜一點。問題在於人類身上大約有兩萬一千個基因。以往，我們可以說「身高基因」或「肥胖基因」，但現在我們知道遺傳性質其實比這要複雜得多。我們大部分的特徵不是由單一基因決定，而是同時受數千個不同的基因影響。大多數狀況下，每個基因，或說基因變異，造成的影響相當小。也就是說，如果要預測一個人的某個特徵，必須彙總這些極小的影響。幸運的是，我們可以藉助全基因組關聯分析（Genome-Wide Association Studies，GWAS）達成這個目的。這些研究的統計資料相當複雜，但概念本身很簡單。在 GWAS 中，科學家使用數千人的基因組，試圖找出特定基因變異和某個特徵之間的關聯。舉例來說，想像我們發現藍色眼珠的人具有某個基因變異，但棕眼珠的人都沒有。這可能代表這個基因變異和眼珠顏色有關係。如果我們在先前的研究中已經知道這個基因和色素製造或眼睛發育有關，這個發現就可強化這樣的關聯。

找出許多這類小關聯後，科學家可以運用統計學，把它們彙總成多基因風險分數（polygenic risk score）。我們來舉個概略的例子：假設我們是兩名缺乏刺激的研究人員，想研究焦躁

不安背後的基因。我們對許多人進行 GWAS，在這個例子中，我們發現焦躁不安的差異源自一千個不同的基因變異。

接著我們觀察你和我的基因。在這個例子中，我們採用簡單的模型：如果某個基因變異使一個人更焦躁不安，就標註 +1，如果相反，就標註 −1。我們把這一千個基因變異的結果相加時，得出焦躁不安的風險分數是 +600，而你的分數是 −200。換句話說，我最好趕快撰寫這本書，而你可以坐在沙發上讀這本書。

進行壽命 GWAS 研究的科學家對於長壽的遺傳特質還相當不瞭解，但已經發現一些有趣的遺傳機制可以當成線索。

第一，長壽和免疫系統有明顯關聯。許多能讓人活得更久的基因變異，在我們對抗感染的免疫系統中也扮演某些角色。

第二，長壽和新陳代謝以及生長有關。舉例來說，在名稱很容易理解的 Forkhead Box O3（FOXO3）基因中，有個基因變異與長壽有關。FOXO3 具有許多功能，其中一個是參與胰島素和 IGF-1 等荷爾蒙的訊息傳遞任務，這些荷爾蒙會促進生長和影響新陳代謝。

第三，長壽和年齡相關疾病的基因變異有關。也就是說，雖然有些影響壽命的基因變異作用於老化過程本身，其他基因變異則作用於我們年老時罹患相關疾病的風險。這類基因

變異中，最著名的變異位於脂蛋白元 E（Apolipoprotein E，APOE）上。APOE 的功能是協助把脂肪、維他命和膽固醇從淋巴系統運回血液中。但大自然非常喜歡一物多用，所以它在神經系統和免疫系統調節中也佔有一席之地。由於某些目前還不完全清楚的理由，APOE 是阿茲海默症風險的重要調節基因。APOE 在人類身上有三種變異，分別是 ε2、ε3 和 ε4。大多數人具有兩個「正常」的 ε3 變異（分別來自雙親）。但有 20~30% 的人具有一個正常的 ε3 變異和一個 ε4 變異。這種狀況將提高阿茲海默症發生的風險。另有 2% 的人具有兩個 ε4 變異，他們罹患阿茲海默症的風險也比一般人高許多倍。

★ ★ ★

　　一般說來，GWAS 最適合用來辨識許多人具有的基因變異所帶來的影響。如果某種基因變異太少見，它的影響就可能難以辨識。這不代表罕見基因變異對健康或長壽的影響不重要，事實上，我們有很多理由相信它們影響重大。幸運的是，具有重要影響的罕見基因變異偶爾也會在其他狀況下發現。

　　要瞭解這類例證，我們必須先跳到美國印第安納州的伯恩鎮。乍看之下，伯恩鎮很像美國中西部大多數的城市——棋盤式的街道設計、獨棟房屋和漂亮的草地，眼光所及全都是原野。但如果跟居民聊聊，會發現他們跟一般美國中西部人不大

一樣。許多伯恩鎮居民穿著端莊的老式服裝，以馬車當成交通工具。如果更接近聽他們的談話，聽到的往往不是英語，而是某種德國方言。

這些人是艾米希人。這個關係密切的群體，信仰一個特定的基督教教派，以努力工作、謙遜樸素和不使用現代科技的生活方式聞名。艾米希人是在 18 和 19 世紀從德國和瑞士來到北美地區。從他們現在還稱呼其他非艾米希美國族群為「英國人」就可以看出這點。但歐洲的艾米希人早已消失，現在只在美洲還保留這個族群。

一百年前，全美只有大約五千名艾米希人，但在 2000 年左右已經有十六萬六千人，現在已超過三十三萬人。這不是因為當艾米希人突然變成流行。事實上，外來者成為艾米希人的情況相當少見。艾米希人口增加的原因是他們生很多小孩。最後，伯恩鎮的艾米希人大多是 19 世紀時從俄亥俄州搬到印第安納州的一小群家族的後代。這群移民中有一人在自己不知道的情況下，帶有一個獨特的基因變異。如果這人和為數較多的美國人結婚，其後代會散布得更廣，我們可能就永遠不會發現它。但因為這人是艾米希人，所以他的許多後代就住在伯恩鎮。事實上，有些伯恩鎮人從父母**雙方**都繼承了這個突變，因為父母雙方的家族都是原始突變帶因者的後代。

這裡提到的突變位於製造 PAI-1 蛋白質的基因上，屬於功

能喪失型突變。這類突變將使基因停止運作。遺傳到一個有突變的基因時，體內製造的 PAI-1 蛋白質大約是正常人的一半，如果從父母雙方都遺傳到這個突變基因，體內將完全不製造 PAI-1 蛋白質。

我們現在之所以會知道這個基因變異，是因為美國西北大學埃文斯頓校區進行的研究。在這裡，研究人員證明小鼠體內的 PAI-1 值提高時，老化過程將會加快。在此同時，降低 PAI-1 值則有抗老化作用。讀者們可能已經知道這些艾米希人的突變會有什麼結果了。

帶有這個特殊 PAI-1 突變的伯恩鎮艾米希人，先天就有較低的 PAI-1，這是祖先遺傳給他們的贈禮。如果 PAI-1 值較低可減慢小鼠的老化過程，在人身上是否也會有同樣的影響？

學者可以透過比較帶有突變的 PAI-1 基因和正常 PAI-1 基因的艾米希人，來進行研究。艾米希族群關係密切，因此研究人員可藉助族譜追溯過去的狀況，得知哪些人帶有這種突變。

他們發現，帶有 PAI-1 突變的人確實活得比通常版本基因的艾米希人更長。PAI-1 對人類的影響可能和對小鼠相仿，這個線索相當令人興奮。

我們先前曾經討論過，下一步是把這個遺傳贈禮移轉到其他人身上。當然，我們需要進行更多研究，才能證實和進一步

理解這個效果。但生物科技公司已經開始研發抑制 PAI-1 的藥物。在期待這種藥物的同時，我們也有點好奇 PAI-1 為什麼會加速老化過程。

有個說法是 PAI-1 在細胞衰老（cellular senescence）過程中扮演了重要角色。我們年齡漸長時，某些細胞將進入這種特殊狀態，徘徊在生與死之間，或許可以稱之為「僵屍細胞」。然而由於某些理由，這些細胞會逗留不動，開始釋出各種分子。這些分子可能傷害組織，似乎也會加快老化過程，PAI-1便是其中之一。所以我們可以把僵屍細胞加入可能從遺傳方面參與老化過程的生物現象清單中。

― 04 ―
永生的缺點

100 的一半是多少？如果談的是老化，那就不是 50，而是 93。我們知道，從 93 歲活到 100 歲的機率，跟從出生活到 93 歲一樣低。

這是因為人類的老化呈指數改變。我們出生時如果存活下來，就可進入（現代生活中）統計上最安全的一段時間：兒童時期。這個時候，未來將困擾我們的各種年齡相關疾病與我們完全無關。不過，好景不長，我們終究會進入青春期，老化就從這個時期開始。青春期結束後，死亡風險開始隨我們多活的年數而提高，大約每八年加倍一次。由於死亡風險起先很低，我們剛開始很少注意。在青春期後的最初十年或十五年，每一年都覺得跟前一年沒什麼不同。但經過一段時間之後，身體衰退的狀況會越來越明顯。最後，死亡風險將達到年輕時的許多倍。如果夠幸運挺過老化的指數型攻擊、活到 100 歲以後，每活一天的死亡風險將和 25 歲時活一整年的死亡風險相同。

死亡風險如此隨年齡提高，原因是我們的生理狀況逐漸走下坡。本質上，身體隨時間而走下坡的現象就是老化。我們都知道皺紋和白髮這些明顯的徵兆，但老化還有許多表面上看不出來的跡象。以下是老化過程中出現的一些改變：

	衰退
感官、神經系統	思考變慢；記憶變差；平衡感變差；眼部水晶體彈性降低，使視覺變差；在暗處視力變差；嗅覺和味覺衰退。
心臟和血管	血管彈性降低，使血壓升高；心臟推送功能變差，較常出現心率不整。
肌肉和骨骼	肌肉量和肌力降低；耐力變差；骨密度降低，骨折風險提高；軟骨和脊椎萎縮，使身高變矮。
外在特徵	皮膚變薄、變乾燥；更容易瘀血；出現老人斑、皺紋和白頭髮。
免疫系統	辨識和對抗新病原體的能力降低；對自體細胞或無特定目標的低程度活化增加。
荷爾蒙	多種荷爾蒙製造量減少。女性雌激素和黃體素製造量減少，進入更年期；男性睪固酮製造量減少。
內部器官	肺：彈性降低、吸氣量減少。肝臟：中和酒精等有害物質的能力降低。腸：微生物群系組成出現有害變化；完整性降低。膀胱：彈性降低，使排尿次數增加。

從這個表格可以看出，共同的是所有身體機能都隨年齡增長而變差。並非每種衰退都是同時或以相同速率發生在每個人身上。舉例來說，有些人一輩子都沒有白頭髮。但基本上，二十年後的任何一種生理狀況，應該都會比現在更差。

有些人特別在意皮膚出現皺紋，但真正的問題不是我們的

外貌，而是這些生理機能的衰退將大幅提高罹患各種疾病的風險。有些人在紀錄上是死於「年老」，但大多數人是死於某種年齡相關疾病，也就是只有老年人或大多是老年人罹患的疾病。這點可以很容易從主要死因清單看出來，以下是美國的主要死因名單：

排名	死亡原因	百分比
1	心臟病	23%
2	癌症	21%
3	意外事故	6%
4	慢性下呼吸道疾病	6%
5	腦血管疾病（尤其是中風）	5%
6	阿茲海默症（失智症）	4%

除了意外事故，這幾種死因有個共通點：它們幾乎都是由老化造成。年輕人通常不會心臟病發或罹患失智症。

我們的研究經費大部分都花費在進一步瞭解這些疾病和開發可能的治療方法。但即使獲得成功，這樣其實還是不夠的。舉例來說，假設我們明天發現了能治癒所有癌症的藥物，這項成就對壽命會有多少影響？完全消滅癌症能使壽命增加十年，還是更多？

事實上，即使世界上所有癌症明天就消失，壽命也只會增加三・三年。如果我們消滅心血管疾病，壽命將可增加四年，如果能治癒阿茲海默症，壽命將可增加二年。這些數字聽起來或許少得令人吃驚，原因是人還是會因為其他因素死亡。這些

人的死因或許是疾病，但根本因素還是老化。年輕的身體維護和修復能力強，有能力將年齡相關疾病拒於門外。但當我們的身體逐漸衰退，大門也會逐漸敞開。它起初只是微微開啟門縫，但一段時間之後，門越開越大，最後連「歡迎光臨」的踏墊都映入眼簾。

有關這個現況，壞的一面是年老的身體很難避免年齡相關疾病，但好的一面是我們有機會同時防範多種疾病。如果各種重大疾病的根本原因相同，就表示我們有能力同時防範許多疾

老化症候群

有些遺傳性疾病會使人老化的速度比正常人快上許多。其中之一稱為早衰症（全稱早年衰老症候群，progeria），特徵是身體瘦弱、沒有毛髮，並具有某種特殊的臉部外觀。本質上，罹患早衰症的人還沒長大就開始老化。患者最後通常會死於心臟病和中風等年齡相關疾病，差別是這些疾病在生命初期就顯得相當致命：早衰症患者的平均壽命只有 13 歲。

導致這種可怕遺傳性疾病的原因是製造核纖層蛋白 A（lamin A）的基因發生突變。核纖層蛋白 A 是細胞核的一部分，這種蛋白質突變時，結構形狀將變得與正常蛋白質不同。因為某些原因，這會使細胞修復 DNA 損傷的能力減損，這種能力對於維持細胞健康十分重要。其他導致老化加速的遺傳性疾病也具有這種機制。

為何龍蝦不會變老，
水母會逆齡，人類卻無法？

病，關鍵就是減緩老化。比較年輕的身體本來就更能保持健康，而且還有另一個優點：我們不僅能健康且精力充沛地活更久，也能更長久地把年齡相關疾病拒於門外。

雖然我們已經很清楚人體有許多部分會在老化過程中衰退，但我們還不瞭解為何如此。一如生物學中經常出現的狀況，我們應該回頭從達爾文的演化論尋找答案。生物學家杜布贊斯基（Theodosius Dobzhansky）曾說：「如果不從演化來看，生物學的一切都講不通。」舉例來說，如果想瞭解老虎身上為什麼有條紋，演化論有答案：條紋為老虎提供保護色。保護色最好的老虎可以捕捉到最多獵物，因此能生下更多老虎，從親代繼承效果良好的保護色，如此一代代傳下去。

問題是，如果從演化的眼光來看，老化很難合理化，至少乍看之下是如此。老化而死亡會有什麼好處？動物為什麼不演化得壽命越來越長，能永遠不停地繁殖後代？當然，為了成功繁衍，動物必須餵養和照顧後代。但老化當然沒有什麼好處，肯定**不會**讓生物產生後代。但在我們生活的世界中，老化十分正常。

針對老化的原因，英國生物學家梅達華（Peter Medawar）提出最重要的看法。他推論，即使大多數動物都能長生不死，也不會這麼做。舉例來說，假設我們找來一頭以前的老虎，讓牠不會老化。即使這頭老虎在生物學上不死，牠還是會感染疾

病、跟獵物打鬥時受傷、意外死亡、被其他老虎咬死，更慘的是成為某些盜獵者的獵物。即使位於食物鏈的最頂端，在荒野生活還是相當危險。

在老化的演化方面，目前最廣被接受的理論就是採取這個看法。生物理論科學猜測，老化是不是源自生物在野外必定會死亡？因為死亡是必然，所以把資源投注在現在，比投注在可能永遠不會到來的未來有價值得多。我們其實已經稍微討論過這個現象。讀者還記得負鼠嗎？安全地生活在沙沛羅島上的負鼠，演化出的壽命比生活永遠有危險的雨林負鼠更長。同樣地，會飛行的動物活得也比只能生活在地面的動物更久，因為飛行更容易逃離掠食者，提高投資未來的報酬。

我們可以用一個思想實驗來想像這個過程：假設一頭老虎天生帶有一種突變，一出生就讓牠陷入不利。打個比方，這個突變會使這頭老虎變成淺藍色。雖然這樣看起來很酷，但也使牠的獵物更容易看到牠接近。這代表藍色的老虎抓到的獵物較少，也較不容易繁衍後代。如果小老虎繼承了這個突變，而且也是藍色，繁衍也會比較不成功。最後，這個突變將會消失。

然而，如果這個突變不是立即帶來不利呢？假設這個突變不是讓老虎變成淺藍色，而是使牠失明，但要等到 15 歲時才真正發生。這頭老虎可能還可以正常生活很長的時間，繁衍許多小老虎。如果牠活到 15 歲，將因為失明而無法再捕捉獵物，

為何龍蝦不會變老，
水母會逆齡，人類卻無法？

因而餓死。不過大多數老虎其實根本活不到那個時候。這個理論稱為突變累積理論（mutation accumulation theory），簡而言之，該理論認為我們的身體隨時間而衰退，原因是演化很難篩選動物在無論如何都可能會死的年齡後，才帶來不利影響的突變。

現在，假設這個突變不只是在 15 歲前深藏不露。如果它一開始反而是優點呢？這個突變可能一開始讓這頭老虎視力特別好，但代價是在年老時將會失明。現在這個突變可能讓這頭老虎在生命早期抓到更多獵物，繁衍更多後代。即使這個突變最後會導致這頭老虎失明餓死，但我們可以想像得到，這頭老虎繁衍的小老虎還是能比一般老虎更多。為了讓讀者容易記得，這個理論稱為拮抗基因多效性（antagonistic pleiotropy）。這個理論指出，某些基因變異可能在生命早期有利，但後來變得不利。如果生命早期比較重要，這些基因變異或許會變得常見，而生命晚期的不利影響將使身體衰退，這就是所謂的老化。

★ ★ ★

最普遍的理論認為，老化就是無法完整修復損傷。本質上，這些理論認為動物試圖對抗老化，但最後逐漸失去必要的對抗工具。有些學者認為這個看法完全錯誤。他們主張，老

化其實是我們**自主造成的**。它是把我們從受精卵發展成嬰兒、小孩和成人的發展計畫的延續。這個概念通常稱為設定性老化（programmed ageing）。這聽起來似乎很合理，對吧？如果所有動物都長生不死，最後動物將會因為數量太多，食物不足，最後大家都會餓死，這種策略聽起來不怎麼高明。

這個理論雖然乍聽之下很合理，但頗具爭議性，因為它在邏輯和數學兩方面都有很大的問題。演化不會像這樣作用在整個族群上。主要問題是稱為「公地悲劇」的典型狀況。這個現象和我們人類必須照料環境、繳稅或維持共用廚房清潔時經常遭遇的現象相同。永遠都會有某些人想取得利益但不想做出貢獻。

「公地悲劇」現象在自然界中相當普遍，我們或許曾經遇過，只是不知道而已。如果讀者曾經看過自然紀錄片，或許會好奇被獵食的動物為什麼很少反擊。幾千頭牛羚往往會被幾頭獅子打敗。沒錯，權力平衡應該倒向另一邊。無論獅子多強壯、多凶猛，這麼多牛羚應該能把獅子放倒，有時甚至是幾千頭牛羚對付一頭獅子！但每次只要獅子接近，即使只有一頭，牛羚就會慌忙逃走。結果最後就是會有一頭牛羚被吃掉。

如果這些牛羚懂人話，我們就能叫牠們坐下，和牠們解釋這個狀況：「如果你們通力合作，就能取得優勢。你們可以團結起來，殺掉獅子，這樣就不會受掠食者攻擊了。」這些牛羚

顯然會因為我們的邏輯而動搖，提出自衛計畫。接著，下次獅子攻擊時，牠們會勇敢反擊。有幾頭牛羚或許會受傷，但最後牛羚的數量會讓牠們獲勝。從此以後，牛羚就沒有對手了。

偶爾，牛羚必須對抗新的獅群，藉由合作，牠們將能大幅改善生活。

不過牛羚和任何族群一樣，總是有膽小鬼在裡面。這個傢伙跟其他成員一樣喜歡新建立的安全感，但不喜歡豁出自己的生命，而其他成員願意。所以，獅子下次攻擊時，膽小鬼總是躲在防衛陣線的最後面。這樣牠不會有任何風險，而其他牛羚會保持牛羚群安全。

站在前面的勇敢牛羚偶爾會受傷，甚至有一些會死亡。另一方面，膽小鬼永遠可以保持安全。牠活得比一般牛羚更久，結果繁衍更多後代。有些後代也是膽小鬼，像父母一樣永遠安全地躲在後面。結果，膽小的牛羚每一代繁衍出的後代都比勇敢的牛羚更多。牠們永遠只想到自己，保持安全，絕對不為別的成員冒險。不過，這也表示到最後，整個牛羚群都會由膽小鬼組成。發生這種狀況時，這個聰明的防衛策略將會失效，每頭牛羚又會回到只顧自己的狀況。

在人類自己的社會中，我們發明了社會機制，讓人比較不容易用這種方式投機取巧。我們懲罰企圖逃稅的人、緝查汙染環境的公司，或是私下批評沒有清潔共用廚房的人。但即使把

文化適應考慮在內，我們還是很難做到照顧環境、課稅或維持共用廚房清潔這些事。自然界沒有我們人類這麼幸運，它無法預知問題或理性地思考。演化是在自然界中盲目行進，「公地悲劇」的最佳解決方案通常是自己也來當膽小鬼。

這就是設定老化有難度的原因。即使我們假設演化真的產生了這種機制（這本身就很不可能），它也會面臨公地悲劇。把老化設定在生物的基因裡，這個程式將很容易受突變影響。在某個時候，個體出生時會帶有故障的老化程式。這個個體將會長生不死，擁有巨大的優勢。牠的後代將會比忠實執行設定、認真老化及死亡的其他同物種成員多出許多。最後，這個不死的生物將成為所有人的共同祖先。

但我們現在都不是長生不死，所以設定老化似乎不可能。我提到它的理由是自然界和實驗室中有許多看起來很接近的狀況，舉例來說：

- 蜂后和工蜂的基因相同。幼蟲會長成蜂后或工蜂，完全取決於幼蟲獲得的照料和食物。但儘管遺傳藍圖相同，蜂后和工蜂的壽命仍有極大差異。工蜂只能活幾個星期，蜂后則能活好幾年。螞蟻的狀況也相同。

- 我們知道，母章魚全天守護著卵，卵孵化後幾天內就會死亡。然而，如果去除章魚的視腺（optic gland），母章魚就會繼續存活。去除兩個視腺之一，可使章魚的壽

命延長幾週，如果兩個都去除，可多活四十週。

- 1980 年代，美國科學家強森（Tom Johnson）發現，關閉 age-1 基因，可以延長實驗室中秀麗隱桿線蟲（*C. elegans*）的壽命。起初科學家以為這種線蟲壽命增加是因為關閉 age-1 可使牠們把資源從繁殖轉移到保養和修復。但後來他們知道，關閉 age-1 基因的線蟲繁衍的後代和一般線蟲一樣多。看來似乎沒什麼缺點，失去這個基因只會增加這種線蟲的壽命。這項關於 age-1 的發現問世之後，科學家又發現秀麗隱桿線蟲有許多基因關閉後同樣能延長壽命，而且沒有明顯的缺點。依據傳統理論，這點相當出乎意料。

這個猜測聽來或許像是學術界彼此為了爭論而爭論，但實際上，對於對抗老化而言，這個問題誰對誰錯非常重要。瞭解老化是什麼，將決定我們尋求對抗老化的方法時採用的方式。如果老化如同傳統理論所說，是身體無法自我修復，解決方案就是修復損傷。我們應該找出人體各方面的衰退，並解決這些衰退。另一方面，如果老化是設定好的，解決方法就簡單得多：讓程式反過來執行就好。我們已經相當瞭解早期發育的程式如何運作：我們如何從胚胎變成嬰兒，再從小孩變成大人。如果老化依循的程式與它類似，我們就不需要修復老年時期出現的損傷，只需要瞭解老化的程式，將它反轉就可以了。這麼一來，我們的身體就會再度回春，自己修復這些損傷，就像年輕的身

體一樣。

　　現在我們的策略已經相當清楚了：我們並非在這兩個方案中選擇一個。在我們決定要研究什麼或將資源投注在哪個目標時，可以選擇其中之一。但當我們要從現在開始對抗老化時，合理的方法是保持開放的態度，接受各種可能性。

Part 2
科學家的發現

— 05 —
凡殺不死你的……

　　乘坐我家鄉哥本哈根的地鐵時會看到一些新產品的廣告，宣傳含有大量抗氧化劑的果昔。網紅和其他線上直銷營養補充品也經常這樣宣傳。然而，抗氧化劑和健康食品之間的愛情故事，其實是從其他更嚴肅的環境中開始的。

　　1950 年代（史上最初的兩枚原子彈在日本引爆後數年），科學家顯然相當憂慮放射線對人體的影響。一如往常，我們讓小鼠受苦，以免人類受苦。科學家發現，讓小鼠接觸大量但不致命的放射線，可加速老化過程。照射之後，小鼠會比正常狀況更早罹患年齡相關疾病，也會死得較早。

　　放射線對小鼠有害的其中一個理由是，它會在細胞中造成自由基。自由基是具有高度活性的分子，接觸其他分子時將使其他分子出現損傷。我們可以把自由基想像成跑進瓷器店的公牛。任何動物細胞接觸放射線後，公牛就會跑進細胞裡橫衝直撞。科學家把公牛造成的損壞稱為「氧化壓力」，所以接觸放

射線的小鼠有「很高的氧化壓力」。

抗氧化劑就在這個時候發揮作用。「抗」代表**中和**自由基的能力，我們可以把抗氧化劑想成對公牛的鎮靜劑。因為如此，放射線研究學者發現，抗氧化劑可以防止放射線對小鼠造成有害的影響，因此斷定抗氧化劑能讓照射過放射線的動物活得更久。

不過有趣的是，自由基不只出現在照射過放射線的細胞中。它們其實是所有人類體內新陳代謝製造的正常副產品。這表示，我們的細胞持續受橫衝直撞的公牛影響。知道這點之後，科學家就開始猜測：如果自由基不只是**放射線**導致老化的原因呢？如果它也是**正常**老化的原因呢？這個理論稱為「自由基老化理論」。

簡單說來，這個理論假設我們的新陳代謝中有某種魔鬼交易：它是維持我們生存的關鍵，但也是使我們老化和死亡的因素，因為它會製造自由基。

這個理論符合自由基顯然會造成損傷的事實，老年人的氧化壓力大於年輕人，這些多餘的氧化壓力，與各種年齡相關疾病都有關聯。但幸運的是，這個理論提供了容易的解決方案：用抗氧化劑馴服橫衝直撞的公牛。

這個點子已有好幾十年歷史，臨床試驗也進行過徹底測試。

為何龍蝦不會變老，
水母會逆齡，人類卻無法？

事實上，這個點子已接受足夠大量的測試，可以讓研究人員進行**統合性分析**（meta-analysis）。這類大規模研究就是分析多項研究的資料，來把它們統合成一項研究。

在一項涵括六十八項研究、二十三萬名研究對象的統合性分析中，研究人員希望探討含有抗氧化劑的保健食品是否有助於延長壽命。

他們的結論是：攝取含抗氧化劑保健食品的人壽命較短，也沒有預防年齡相關疾病。事實上，抗氧化劑保健食品不僅沒有預防某些癌症，反而還促進它的發展和擴散。

★ ★ ★

1991 年秋天，八位科學家被關進美國亞利桑那州一座極富未來感的巨大溫室。這座溫室稱為生物圈二號（Biosphere 2），這將是他們未來兩年的家。他們的任務是在外界不提供任何協助的情況下，自給自足食物、水、氧氣和其他生活必需品。

這項大型實驗的用意是測試我們是否能從零開始，建立完整的生態系。在地球上，人類很幸運地屬於一個現成的生態系：大自然提供人類所有生活所需，而且如果我們妥善地對待大自然，它也會繼續照顧我們很長一段時間。然而，如果有人離開地球，定居在其他行星，就必須自己從零開始建立新的生

態系。

讀者或許已經知道，地球生態系中最重要的一部分是樹木。樹木不僅能提供氧氣，也為無數物種提供生活空間，需要時還能當成建築材料。基於這些理由，科學家認為樹木是新生態系的重要支柱，並在生物圈二號中種植了許多樹木。我們知道樹木的壽命很長，所以活個幾年應該沒有問題，對吧？

生物圈二號裡的樹木剛開始確實活得不錯。由於大型溫室中的各種有利條件，它們長得很快。但在這項大型實驗即將結束時，許多樹木都已死去。它們缺少了什麼？不是照料也不是營養，而且事實正好相反。生物圈二號裡的樹木缺少的是**壓力**。更明確地說，缺少了風通常施加給它們的壓力。

★ ★ ★

我們知道，雖然風經常是樹木最可怕的對手，但樹木也不能沒有它。風永不止息的攻擊，提升樹木的恢復能力，而且讓樹木長得更粗壯。少了風，樹木將變得瘦弱，最後因為本身的重量而倒下。

再回到自由基和抗氧化劑的話題。為什麼攝取抗氧化劑保健食品之後，壽命反而縮短？理由其實和樹木沒有風反而死掉一樣。**壓力源讓生物更強健**。

為何龍蝦不會變老，
水母會逆齡，人類卻無法？

這種在逆境下活得更強健的生物現象稱為**激效作用**（hormesis）。在人類身上最相關的例子是運動。讀者或許認為跑步等活動本身就是它有益於健康的理由。但我們來想想跑步時身體實際發生的狀況。我們的心率和血壓都會大幅提高。每跑一步，肌肉和骨骼都會受壓和拉緊。此外，運動需要能量，因此新陳代謝會大幅加速，從而**增加了自由基的產量**。沒錯，運動會直接導致有害分子生成。不過就長期而言，運動能使我們更健康。因為這些打擊相當於一個訊息：**我們必須更強健才行**。

諷刺的是，啟動這個過程的某些「信使」正是自由基。這表示抗氧化劑反而會干擾運動使我們更強壯和更健康的過程。儘管健身網紅大力宣傳抗氧化劑的好處，但它們仍然可能抵消我們從健身中獲得的效益。

運動是激效作用最著名的例子，但在生物界還有許多類似狀況。事實上，激效作用是地球生物發展故事中的基本橋段。可以猜想，人類的祖先遭到一次次打擊，包括悲慘的飢荒、辛苦的工作、中毒、徒手搏鬥和攸關生死的逃離掠食者追捕；他們的生活永遠具有高度挑戰性，因此挑戰也成為我們的必需品。

激效作用在自然界中隨處可見，最好的例子出自毒性元素砷的相關研究。砷有「眾毒之王」和「眾王之毒」的稱號，因為它容易取得、無味無臭，而且可以用來殺人，因此它一直是世界各地野心勃勃的皇室成員和精神病患最愛用的毒藥。

糟糕的是，近年來，砷也成為世界某些地區的飲用水汙染物，所以研究人員進行研究，調查這種毒素對實驗動物會有什麼影響。

研究人員給予秀麗隱桿線蟲高劑量的砷時，這種毒藥果然名不虛傳，線蟲立刻死亡。然而，如果這種線蟲只接觸固定低劑量時，牠們反而會活得特別久。在此同時，也更能抵抗熱壓力和其他有毒物質。為什麼？答案當然是激效作用。砷雖然有毒，但低劑量的砷反而成為不會致命的壓力源，進而提高這種線蟲的防衛能力。

其他研究甚至用促氧化劑延長了秀麗隱桿線蟲的壽命。促氧化劑和抗氧化劑作用相反，會增加氧化壓力。它就像給我們想像中在瓷器店裡橫衝直撞的公牛服用咖啡因錠，然後往公牛的臀部大力拍下去。在實驗中，研究人員發現使用有促氧化功能的除草劑巴拉刈（paraquat），能穩定增加秀麗隱桿線蟲的壽命。然而，若同時給予抗氧化劑，就能消弭傷害，從而線蟲的壽命也不會變長。

我知道說「眾毒之王」或強力除草劑對某種生物有益聽起來很瘋狂。但生物學的世界就是這樣。

刻意讓人類服用砷、除草劑或其他有害物質的臨床試驗當然不存在，但在真實世界中，人類身上其實也曾展現出這種激效作用。

有個例子是 1980 年代發生在台灣的意外事故。當時台灣的經濟正處於前所未有的巨幅成長中。身為亞洲四小龍之一，首都台北也在進行前所未有的建設。在這股熱潮中，有一批鋼鐵受到放射性物質鈷 60 的汙染。這批鋼鐵後來被用於建造一千七百多棟公寓，直到 1990 年代才被發現，但為時已晚。

根據估計，在這批輻射公寓被拆除之前，大約有一萬人在裡面居住。這些人每天接觸的放射線劑量遠超過正常水準。因為放射線會破壞 DNA，進而導致癌症，使這件事引起很大的疑慮。然而，當醫師檢視這些居民的病歷時感到大惑不解：這些居民比起相似的台灣民眾**更少**罹患各種癌症。

其他地方也發現了這個現象。在美國，參與建造核子潛艇的造船工人死亡率比一般造船工人來得低。在美國一般人口中，居住在背景輻射較高地區的民眾，壽命反而高於平均。而在醫師中，經常接觸游離輻射的放射科醫師壽命也比其他醫師更長，罹癌風險也較低。

我必須先說清楚，我絕不建議刻意接觸放射線或攝取各種有毒物質。這將會浪費一些良好基因。我們不清楚多少劑量可能具有激效作用，但我們知道如果超過這個劑量會有哪些後果：痛苦和可怕的死亡。我們知道，激效作用的關鍵在於量：用慢跑來挑戰身體，比用不運動來挑戰它更健康。但我們也可能運動**過量**，這種時候就稱為過度訓練。同樣地，樹木被風吹

拂時會生長得更強健。但如果風太大，就可能把樹木吹倒或吹斷。只有在壓力源造成的損傷不超過我們的自我修復能力時，我們才能因為壓力源而獲益。

此外，還必須記住，並非所有有害物質或壓力源都有激效功能。舉例來說，用頭撞牆壁不會變得更聰明，吸菸也不會提升肺功能。對人類有正面效益的壓力源大多是我們已經在演化下產生抵抗力的壓力源。

★ ★ ★

除了運動之外，最容易發現激效作用的地方就是食物，不過這不是指只要攝取量適當，披薩或甜甜圈反而有益健康。不是的，可以找到激效物質的地方，其實是我們食用的植物。

我們知道，植物和其他許多生物一樣，比較想活下去而不想被吃掉。但是它們碰到想吃它們的動物時沒辦法逃，所以這些植物如果想活下去，只剩下一個選擇，就是戰鬥。有些植物的方法是長出具威嚇性的棘刺、堅硬的外殼或刺針。但是大多數植物都會使用化學武器攻擊對手，人類當然也包含在內。

現在要進行以植物為主的飲食或許很容易，但石器時代的人類必須知道自己吃的是什麼才行。具有毒性的植物數量非常多。舉例來說，野生杏仁含有氰化物，這是我們所知毒性最

強的一種化學物質。生腰果含有和毒藤相同的有毒物質（但腰果進入超市時毒性已被中和，不用擔心）。

這些植物即使對我們沒有毒性（而且我們經常食用），也經常對其他動物有毒性。想想看巧克力和其他可可製品，它們對狗和貓都有毒性。此外，我們吃的植物大多數還是有些戰鬥能力。就拿鳳梨來說，讀者們曾經在吃鳳梨後感覺嘴或舌頭刺刺的嗎？如果有，這確實是有原因的：鳳梨含有蛋白質分解酵素。這些酵素可以用來軟化肉類，但當我們自己就是肉類時可就不太舒服了。我們吃鳳梨時，它的酵素會分解嘴巴裡的蛋白質，開始消化我們。我們的體型很大，這一點點作用不會造成威脅，但對小動物而言這可是很厲害的武器。

另一個很好的例子是辣椒。辣椒含有辣椒素（capsaicin），就是我們吃辣椒時使嘴巴刺痛的物質。當哺乳類動物吃到辣椒時，種子被咬碎並釋出辣椒素。辣椒素會讓哺乳類動物短時間內不想再吃辣椒。另一方面，鳥類會把種子整個吞下去，沒什麼感覺，而將植物種子散播得又遠又廣。這樣的演化相當巧妙。

在討論植物對健康的效益時，我們經常忽略一件事：植物可不總是被動地希望被吃掉。我們有壓倒性的證據指出，在飲食中納入大量植物有益健康。但科學家還在討論為什麼如此。理由當然非常多，但激效作用也包含在內。舉例來說，多酚類化合物（polyphenols）一直被視為植物有益健康的主要原因。

動物體內的激效作用

長壽鳥類體內的氧化壓力不比壽命較短的鳥類小。裸鼴鼠體內的氧化壓力也和壽命較短的表親小鼠不相上下。一般說來，裸鼴鼠壽命較長，不是因為牠們沒有壓力，而是因為牠們擁有處理壓力源的方法。無論是否接觸傷害 DNA 的化學物質、低氧環境、攝取重金屬或接觸極端高熱，裸鼴鼠都活得比小鼠好很多。長壽的祕訣似乎不是一輩子都過得很好，而是能應付逆境。

以往曾經認為這是因為多酚在某方面對人體有益，或許具有抗氧化功能；但事實是，許多種類的多酚對我們有少許毒性，因此產生激效作用。研究指出，人體對多酚產生的反應是活化 Nrf 2 基因，試圖中和、除去多酚。這個基因的功能是控制多種細胞防衛機制，在我們接觸放射線時也會活化。

相對於攝取毒素，我們可以把食用大量植物視為安全又優異的替代方案。那麼來個比起住進輻射公寓，相對安全又優異的替代方案如何？有個點子是登上高山。高海拔地帶的大氣比較稀薄，所以比較容易接觸太陽的紫外線和宇宙輻射。身為世界上最平坦的國家的白皮膚居民，在海拔五千公尺得到一輩子都好不了的曬傷的我可以證實這點。

這對讀者而言或許已不足為奇，但高海拔地區居民儘管生活在輻射和惡劣環境中（也可能是因為如此），壽命仍比海平

面的居民長，年齡相關疾病則較少。奧地利、瑞士、希臘和加州等地都有這樣的例子。

在海拔較高的地方，氧氣濃度也比海平面低，這可能扮演了壓力源的角色，促進健康。至少，人類細胞接觸輻射和低氧濃度時，其中一個反應是製造熱休克蛋白（heat shock protein）。顧名思義，這種蛋白質原本與高熱有關，但後來發現它是更普遍的細胞保護機制的一部分。我們先前已經知道，這說明激效作用通常有相當廣的影響範圍。對某個壓力源的反應往往也能提升我們承受其他壓力源的能力。

我們可以把熱休克蛋白視為可以幫助其他蛋白質的超級英雄。細胞受到某種壓力源傷害時，許多蛋白質會因而變形。但熱休克蛋白可以協助它們恢復形狀和功能，使它們不會變成細胞中的廢物。

有趣的是，熱休克其實不只發生在實驗動物身上。它是北歐蒸汽浴文化中不可或缺的部分。幸運的是，蒸汽浴的故鄉——芬蘭，為我們餽贈以遠超乎超想像的大量蒸汽浴相關研究。在這些研究中，蒸汽浴通常與各種健康效益有關，例如降低心血管疾病風險和延長壽命等。熱休克蛋白可能在這些健康效益中佔有一席之地，但蒸汽浴還有其他效益，例如降低血壓等（不過談到蒸汽浴，有個小小的「但書」必須記住：男性如果想要小孩，不要在蒸汽室裡停留太久。基於相同的理由，也

應該避免長時間泡熱水澡或把筆記型電腦放在大腿上）。

除了接觸高熱，北歐文化還有個不可或缺的部分是冬季游泳。事實上，兩者通常會一起做，也就是泡冷水和蒸汽浴交互進行。在接觸低溫的效益這方面，目前資料沒有像蒸汽浴那麼多，但很容易想見，接觸低溫就長期而言對健康也有益處。首先，接觸低溫能活化「棕色脂肪」，這種脂肪的作用和一般脂肪相反，它能**消耗**能量，而不是儲存能量，藉此讓我們溫暖起來。有趣的是，許多長壽物種天生就會提升棕色脂肪組織的活動。無論有沒有證明，我認識的硬派冬季泳者都很相信這個效果。他們認為體力增加、生病次數減少而且身心健康普遍提升，都是游泳帶來的效果。

— 06 —
體型重要嗎？

對現在的西班牙地區而言，西元 1492 年是多事的一年。這一年開始才兩天，伊斯蘭教的格拉納達王國（Emir of Granada）就向信奉天主教的亞拉岡國王斐迪南和卡斯提爾女王伊莎貝拉投降。這次投降終結了長達數個世紀的失地收復運動（reconquista），這一系列戰役中，北邊的天主教王國逐步從伊斯蘭教征服者手中收回故土。

這場決定性的戰役後兩個星期，兩位君主接見兩名來自現今義大利熱那亞的商人。多年以來，這個名叫哥倫布的商人一直要求他們支持他的構想：向西航行，尋找前往亞洲的海上航路。相對於他們的支持和出資，他保證新航路將為兩位君主和王國帶來龐大的財富。

我們不清楚這兩位君主為什麼同意出資贊助哥倫布的航行，或許是勝利帶來的樂觀。不久之後，三艘西班牙船隻揚帆出發，朝西橫越大西洋。經歷漫長的航行後，他們登上美洲大

陸，成為維京人後第一批到達美洲的歐洲人。

在此同時，斐迪南國王和伊莎貝拉皇后在國內也非常忙碌。這個半島經歷數百年的宗教和領土衝突，他們希望新王國完全屬於天主教。在阿爾罕布拉法令（Alhambra Decree）下，西班牙的猶太人收到最後通牒：不是改信基督教，就是離開西班牙。有些人選擇留下，成為改宗者。有些人做了相反的選擇，離開西班牙，尋找新的家園。

第二年，哥倫布和船隊成員從美洲回到西班牙。他們起初以為自己到了亞洲，但一段時間後他們才逐漸發現，他們到達的是當時歐洲人還不知道的大陸。不久之後，西班牙開始殖民美洲地區。各行各業的西班牙人，包括農民、罪犯、家族、牧師、士兵、貴族和娼妓，爭相前往這片新大陸。這些移民中也有改宗者，也就是改變信仰的猶太人。他們雖然改信基督教，但在西班牙仍然遭到歧視，而希望能在新世界找到自由。

★　★　★

1958 年，以色列醫師萊倫（Zvi Laron）等人開始研究一群特別的患者。這些患者都患有侏儒症，但不是我們想像的那樣。沒錯，萊倫的患者都很矮小，身高大約只有 120 公分。但他們的身材比例不同於大多數常見的侏儒症患者，例如四肢較短、軀幹和頭部顯得特別大等等。這些患者只是看起來像小了

好幾號的一般人。

　　萊倫等人花費八年時間，仔細研究這種新病症的原因，後來公開研究結果。這些患者罹患的是萊倫氏症候群（Laron syndrome），身材矮小的原因是與生長激素有關的基因突變，但這個基因缺陷不在激素本身。事實上，萊倫氏症候群患者血液中的生長激素相當多。他們長不高的原因是生長激素受體，也就是細胞上負責感知和回應生長激素的受體有缺陷。我們可以藉助一個比喻來瞭解這個機制。假設細胞是由某個權勢極大但非常偏執的貴族掌管，這個貴族不讓外人進來，所以如果有人想來找他，就必須大聲喊出訊息，告訴城堡瞭望塔上的守衛。在正常狀況下，守衛會向貴族報告並朗誦出訊息，讓貴族下達命令。但如果守衛是聾人，無論外人喊得多大聲，都不可能聽見訊息。如此一來，貴族也永遠收不到訊息或做出回應。同樣地，來自生長激素的訊號永遠無法進入萊倫氏症候群患者的細胞。他們的生長激素受體有缺陷，代表血液中的生長激素濃度可能很高，但完全無法誘發生長。

★ ★ ★

　　西班牙人首度踏足美洲大陸將近五百年後，厄瓜多一位新進醫師正在思索小時候遇到的一件謎團。這位醫師名叫蓋瓦拉—阿奎爾（Jaime Guevara-Aguirre），他記得小時候曾見過

一群患有侏儒症的人。他剛剛取得醫學學位，現在可以著手研究這種病症的原因了。這個想法讓蓋瓦拉—阿奎爾回到他位於洛哈省（Loja province）群山中的家鄉。在這裡，他必須騎馬才能到達他要去的地方——深山中某些偏遠的村莊。不過這些辛苦後來證明是值得的。正如蓋瓦拉—阿奎爾的記憶，他在這裡遇到了幾個人，他們看起來就像自己親人的縮小版。

這個現象的解釋是，這些人都患有萊倫氏症候群。他們不知道自己其實是萊倫在以色列的患者的遠親。我們知道，患有萊倫氏症候群的厄瓜多人，有部分是西班牙猶太人的後代。這些西班牙猶太人改信基督教後加入殖民行列，來到美洲。另一方面，萊倫在以色列的患者也是西班牙猶太人的後代，但他們的祖先做了相反的選擇，維持原本的宗教信仰並離開西班牙。儘管曲折的歷史發展讓這兩群人分隔兩地，但萊倫的發現又把他們拉在一起。現在我們知道，他們的祖先中一定有一個人的生長激素受體有突變。不過要真正罹患萊倫氏症候群，只遺傳到一個生長激素受體有缺陷的基因還不夠。如果只有一個，來自雙親另一方的受體基因就還是正常的。如此一來，這人只會比一般人矮幾公分。但如果從雙方繼承來的生長激素受體基因都有缺陷，就沒有正常的受體，也就會罹患萊倫氏症候群。因為如此，這種症候群現在在以色列很少看到。很難有兩個人同時帶有這種突變，又遺傳給同一個小孩。在洛哈省的偏遠村莊中，萊倫氏症候群則常見得多，原因和我們看到的伯恩鎮艾米

希人相同。這個地區與世隔絕，原本只有一小群人居住，後來人口數逐漸成長，他們也一再彼此通婚。

所以蓋瓦拉—阿奎爾發現了最理想的萊倫氏症候群研究地點。他把握時間研究，不久就得到重大發現。患有萊倫氏症候群的人幾乎完全不會罹患癌症。在這些人接受研究期間，只出現一個癌症病例。癌症的特徵是（腫瘤）過度生長，所以缺乏生長訊號反而具有保護作用，這聽起來似乎很合理。但是萊倫氏症候群患者其實也不會罹患其他年齡相關疾病。他們不會罹患心血管疾病、失智症和糖尿病。討厭的是他們連青春痘也不會長。儘管如此，厄瓜多有許多萊倫氏症候群患者的體重過重，而且攝取許多加工食品。看來儘管生活習慣不佳，萊倫氏症候群的突變仍然保護了他們。

★ ★ ★

為了研究萊倫氏症候群，研究人員飼養了生長激素受體也有缺陷的小鼠。這些小鼠和人類患者一樣，比一般小鼠小得多，但比例正常。此外，萊倫氏症候群小鼠和人類患者一樣非常健康。事實上，牠們的壽命也比一般小鼠長得多。許多研究發現，牠們的壽命大約比一般小鼠長 17~55%。讀者如果還記得關於體型和壽命的規則，應該就不會感到驚訝了：在動物物種之間，體型大的物種通常活得比體型小的物種久，但在同一

物種中，體型最小的個體往往活得最久。萊倫小鼠大概是目前所知體型最小的老鼠。另一個競爭對手應該是我先前曾提到的艾姆斯侏儒鼠。顧名思義，這種小鼠體型也很小，而且牠其實是小鼠壽命的紀錄保持者。不過，艾姆斯侏儒鼠體型特別小的原因和萊倫小鼠類似。牠們大腦下方的腦下垂體有缺陷，因此完全無法製造生長激素。

那麼人類呢？如果在動物王國中，體型較小的個體通常壽命較長，是否表示高大的人應該擔心？嗯，法國女性卡爾蒙（Jeanne Calment）是史上最長壽的人，活了122年又164天。這只是卡爾蒙與眾不同的特徵之一，另一個特徵是她的身高只有150公分。在長壽紀錄中僅次於她的是美國的勞斯（Sarah Knauss），身高只有140公分。第三名是梅耶爾（Marie-Louise Meilleur），身高和卡爾蒙相同，接著是莫拉諾（Emma Morano），身高是152公分。說句公道話，在這幾位女性出生的年代，一般人的身高普遍都比現在矮。但在知道哪些人長壽之後，我們很快就會注意到她們組成籃球隊的成績應該會很慘，即使是在她們的時代也一樣。

如果把範圍放大到族群層級，身高和長壽之間仍然有某種關聯。舉例來說，還記得前面曾經提過，雖然北歐國家比較富有，但北歐人的壽命通常比南歐人和東亞人來得短？嗯，北歐人通常也比南歐人和東亞人高大，或許這就是原因所在。

另一個例子是美國社會學家曾經思考過所謂的西班牙裔悖論（Hispanic Paradox）。這個悖論是指西班牙裔美國人的壽命比白種美國人長，但是白種美國人比較富裕、教育程度較高，肥胖率略低，理論上白種美國人的壽命「應該」要比較長。不過西班牙裔美國人比較矮。

還有個例子是藍區。其中，沖繩縣是日本身高最矮的縣，而日本原本就是已開發國家中身高最矮的國家。此外，薩丁尼亞也是歐洲身高最矮的地區。薩丁尼亞男性的平均身高是 168 公分，比義大利男性平均身高少了幾公分，更比歐洲身高最高的族群矮了將近 15 公分。我們知道薩丁尼亞的身高出自遺傳，有趣的是，元凶之一正是隱性萊倫突變：有 0.87% 的薩丁尼亞人帶有這種突變。這是這種突變在全世界比率最高的地區，但仍然明顯低於洛哈省的厄瓜多人。

不過，這些都不表示高大的人注定壽命較短，或是可以期待身高較矮能讓我們長壽。這些都是**平均值**。有很多較矮的人壽命並不長，也有很多高大的人壽命很長又健康。但平均說來，體型和壽命之間一定有某種關聯。這代表我們可以從中瞭解老化的機制。

★ ★ ★

身高本身顯然不會讓人老化。如果我們把人壓縮變矮，壽

命也不會突然變長，更可能適得其反。那麼，究竟是什麼因素使矮小的人壽命比高大的人更長？第一，高大的人細胞比矮小的人多。這表示有更多細胞可能癌化，因此癌症風險略微提高。然而，這完全無法解釋這個現象。相反地，原因可能是身高象徵我們對生長訊號的反應。高大可能代表生長訊號比其他人強，或是對生長訊號的反應較大。

所以，為了發掘長壽的祕密，我們必須深入生長訊號傳遞的神祕天地。艾姆斯侏儒鼠已經讓我們看到，我們的起點是大腦下方的腦下垂體。這個腺體會釋出生長激素，儘管名稱如此，生長激素其實和生長無關，至少不是直接相關。相反地，生長激素會先到達肝臟，與生長激素受體結合。結合後使肝臟製造**另一種**荷爾蒙，稱為類胰島素生長因子（IGF-1）。使動物生長的其實是 IGF-1。這表示萊倫氏症候群可用合成 IGF-1 治療，而不是生長激素。

所以 IGF-1 可以帶我們進一步瞭解這個神祕天地。我們可以觀察實驗動物來證實自己的方向正確。我們先前討論過的各種長壽小鼠的 IGF-1 值都很低。在此同時，延長秀麗隱桿線蟲壽命的最佳方法，就是降低這種線蟲本身的 IGF-1。當然，我們從萊倫氏症候群患者身上已經取得關於人類的證據。可惜的是，這些人因為體型較小，在意外事故中的死亡率較高，所以我們其實不知道他們的壽命是否比一般人長。然而，他們不會罹患年齡相關疾病，正如所料。

很顯然地，讀者可能無法確定自己願不願意用身高換取較長的壽命，我想這應該取決於每個人心目中的優先順序。但阻斷 IGF-1 可能還是有用。年齡相關疾病在人生中發生的時間比生長晚很多，所以我們或許可以在老年時阻斷 IGF-1，以兼顧提高身高和降低癌症與其他年齡相關疾病的風險，甚至延長壽命。

荒謬的是，生長激素，以及它所製造的 IGF-1，從 1980年代起一直被稱為「抗老化」療法。我們知道，生長激素被發現之後，因為能促進肌肉生長，所以在健身愛好者之間一直是非常流行的「營養補充品」。但有些較年長的健身者發現注射生長激素帶來了更大的效果，讓他們感到更年輕和充滿活力——以生長激素對抗老化的點子由此誕生。

在責難這個點子之前，別忘了感到年輕和充滿活力本身就很有價值。但除此之外，生長激素擁護者還有一件事說對了。即使與老化有關，IGF-1 **確實**也有好的一面。它能促進肌肉和骨骼生長，這對老年人而言相當有益。沒錯，在真實世界裡，變成肌肉超人確實不大健康，但維持肌肉和骨骼強度在老年時期非常重要。此外，IGF-1 可刺激免疫功能，這也相當重要——我們的免疫系統也會因為老化而衰退，失去戰鬥力。這對抵抗感染和癌症而言相當不利。

所以顯而易見地，我們不能就此武斷地說「IGF-1 就是不

好」。問題是 IGF-1 是具有許多功能的通用荷爾蒙。我們的身體非常喜歡像這樣重複利用。舉例來說，催產素這種荷爾蒙能拉近人與人之間的距離，但醫院也用來引發產程，因為催產素可促使子宮肌肉收縮。

IGF-1 擁有的功能極多，所以我們必須先分辨它們，才能得知是哪些功能可能會促進老化。有些研究學者曾經嘗試以秀麗隱桿線蟲進行一項巧妙的研究。他們發現，必須阻斷線蟲神經系統中的 IGF-1 才有幫助。如果阻斷肌肉組織中的 IGF-1，線蟲會死得**更早**。這些事實指出，全面阻斷 IGF-1 並不是最佳選擇。未來，研究人員或許能開發出在適當的時間和位置阻斷 IGF-1 的療法，讓人返老還童。但以目前混亂的證據而言，要針對它進行實驗很不容易。我們應該繼續深入研究這片神祕的天地。

─ 07 ─
復活節島的祕密

　　想像我們在偏遠的小島上眺望著海洋。腳下，海浪有節奏地拍打著岩石。轉過身，就會看到以岩石為主的金黃色風景，中間點綴著幾片草地。這裡沒有樹木。取而代之的是巨大的石雕支配這片景色，俯瞰這個島嶼，就像正在守護島上的居民一樣。

　　這裡與世隔絕的程度相當顯而易見，最接近的有人島距離此地將近兩千公里，距離大陸更是遙遠。現在我們在復活節島上，這裡的居民有八千人，放眼望去，四周都是太平洋。這個與世隔絕的島嶼或許不那麼符合我們追尋的目標。這裡沒有大學，也沒有生物醫學實驗室，僅有的幾位科學家大多只對摩艾石像感興趣。傳說這些巨大的石頭人擁有超自然力量，可以幫助我們實現任何願望。可能也曾經有人向它們祈求長壽，因為復活節島的土壤中隱藏了長壽的祕密。

　　會發現這個祕密，是因為 1960 年代有加拿大研究考察隊

來到這個與世隔絕的島上檢驗土壤。這些加拿大研究人員好奇島上居民即使赤腳走來走去，也從來沒得過破傷風。破傷風源自細菌感染，原因通常是採到尖銳物或皮膚出現傷口。這種細菌會在血液中釋出毒素，使全身肌肉收縮，造成極度疼痛、無法行動，甚至死亡。

加拿大研究人員使用取自復活節島的土壤樣本，證實它不含破傷風桿菌。在此之後，他們的土壤樣本很可能會被隨意丟棄或遺忘在大學裡某個冷凍庫的黑暗角落，後來卻被送到艾爾斯特製藥公司（Ayerst Pharmaceutical）。這些土壤的祕密在這裡才真正被揭露：它含有吸水鏈黴菌（*Streptomyces hygroscopicus*）。這種細菌能製造被稱為雷帕黴素（rapamycin）的特殊分子，這個名稱源自復活節島在當地語言中的名稱 Rapa Nui。

雷帕黴素其實是這種細菌在對抗真菌的古老戰爭中使用的武器。這種分子能阻隔（或防止）真菌中的特殊蛋白質複合體 mTOR。可惜的是，mTOR 的名稱跟雷神（Thor）沒有關係，只是代表「雷帕黴素的機制性目標」。不過，mTOR 的名字雖然無聊，卻相當重要。它是細胞內部控制生長的重要指令。這是種相當精巧的細菌武器，能減緩敵方真菌的生長速度，讓自己在資源爭奪戰中取得優勢。

我們人類看起來不像真菌，但其實真菌也是我們的遠親。

這表示我們和真菌具有很多相同的蛋白質，其中也包括製造mTOR的蛋白質。事實上，mTOR是深入生長訊號傳遞這片神祕天地的下一步。首先，我們談到生長激素，知道阻斷它可以延長壽命；其次我們談到 IGF-1，知道阻斷它同樣可以延長壽命。現在我們又談到mTOR。當 IGF-1 和細胞受體結合時，有個重要結果是mTOR複合體會被活化。這代表mTOR「醒過來」了，因此可以發動細胞中許多與生長有關的程序，例如製造新的蛋白質和吸收營養等。不過，人類的mTOR和真菌的mTOR不完全相同，但雷帕黴素的作用仍然一樣。所以讀者或許可以猜到接下來我要談些什麼了。科學家給予實驗動物雷帕黴素之後，它會阻斷促進生長的mTOR，因此延長牠們的壽命。注射雷帕黴素的小鼠壽命比一般延長了 20%，以藥物而言這樣的延長了幅度是相當大的。如果把這 20% 直接轉移到人類身上，差距相當於我還在幼兒園時就死掉和一直活到寫下這本書。

★ ★ ★

雷帕黴素其實已獲准使用在人類身上。我們不常使用這種藥來對抗老化，是因為這與這種藥原本的開發目的完全不同。艾爾斯特製藥公司的研究人員完全不知道它對老化的效果，但他們發現雷帕黴素對器官移植有所幫助。高劑量使用雷帕黴素時，可以阻斷免疫系統，協助降低免疫細胞把新器官視為外來

者的風險，避免免疫細胞攻擊新器官，導致致命後果。

好消息是，這代表雷帕黴素已經使用多年，也有充足的安全資料。我們知道它沒有腦部損傷或爆炸之類的恐怖副作用。儘管如此，在用於器官移植的劑量下，雷帕黴素對身體的刺激很大，不可能有益。如果接受器官移植的人想長命百歲，喚起免疫系統不是好事。但使用高劑量雷帕黴素的器官移植患者發生感染的風險較大，而且在免疫系統受限的狀況下，感染也可能變得更為嚴重。

不過低劑量雷帕黴素的前景看好。研究指出，低劑量帕拉黴素可以**增進**免疫功能，原因可能是激效作用。儘管如此，我們還是不清楚低劑量的雷帕黴素是否能延長人類的壽命，至少目前是如此。幾家公司和研究團隊目前正以各種方式進行研究，大多想從某些方面改良雷帕黴素，例如強化效果、找出最佳劑量，或是致力於減少副作用等，目標都是讓雷帕黴素成為第一種普遍使用的抗老化藥物。這些努力是否會有成果，還需要時間驗證。但除了企業界和研究團隊，還有許多人拿自己進行實驗，試圖使用雷帕黴素對抗老化。網路上的自我報告結果相當良好，但即使結果不好，我們也看不到。除非夠瘋狂，否則雷帕黴素現在只能算是「萬福瑪麗亞長傳」（Hail Mary），意思是美式足球場上最後一秒的瘋狂傳球，只適合用來孤注一擲。相反地，我們應該繼續深入探索這個神祕之地。

狗應該長生不老

狗是人類最好的朋友，但很令人難過的一點是牠們的壽命不算很長。如果我們想延長自己的壽命，何不也延長狗的壽命？事實上，狗有很好的機會參與老化研究。設計動物試驗時，狗的成本比人類低得多，對我們而言可說是一石二鳥。我們可以讓最好的朋友活得更久，同時取得許多寶貴的心得，以便未來用於人類研究。

舉例來說，在一項犬類研究中，科學家給予四十隻家犬雷帕黴素。目前為止結果相當好，實驗狗的心臟功能比開始時有所改善。至於牠們是否也會活得更久，還要等待時間的驗證了。

為何龍蝦不會變老，
水母會逆齡，人類卻無法？

― 08 ―
統合者

2016 年，日本生物學家大隅良典獲得諾貝爾生醫獎，獲獎原因是研究人類細胞中的自噬作用（autophagy）。這個英文單字中的 auto 是「自己」，phagy 意思是「吃」或「吞噬」。這個名稱聽起來像是某種可怕的疾病，但其實它是維持身體健康的重要過程。我們知道，細胞「吞噬自己」時不是隨意亂啃。自噬作用的功能是分解損壞的細胞元件，可能是個別分子，也可能是整個細胞「器官」，稱為胞器（organelle）。

我們可以把自噬作用視為細胞的垃圾回收系統。細胞使用類似氣泡的細小結構（類似垃圾袋）包裝損壞的分子或細胞元件，再把這些「垃圾袋」輸送到特別的胞器，稱為溶酶體（lysosome）。溶酶體含有各種酵素，就像資源回收站一樣，能把細胞垃圾分解成組成元件。然後這些組成元件可以被釋出並重複利用，製造新的分子。

這個垃圾收集與回收系統，以及其他類似的系統，其實統

合了目前我們討論過的**所有**功能。第一，自噬作用就是在謎團最深處的關鍵。讓我們從在腦下垂體釋出的生長激素開始。談到肝臟時，我們知道生長激素可促進 IGF-1 製造。IGF-1 和細胞受器結合時，可以活化蛋白質複合體 mTOR。現在，平心而論，mTOR 的功能**很多**，其中許多與健康有關，但最和老化最明顯有關的功能是控制細胞的垃圾收集系統。明確說來，當 mTOR 活化時，可**阻礙**自噬作用。所有可活化 mTOR 的生長促進訊號，也都有相同的功能。所以當雷帕黴素阻斷 mTOR 時，它其實是阻斷了阻斷劑，也就是抵消了 mTOR 的效果。這聽起來或許有點令人困惑，但結論就是：阻斷生長訊號可以**激發**自噬作用。結果，雷帕黴素必須在自噬作用發生時，才能延長實驗動物的壽命。如果自噬作用不再運作，雷帕黴素也就無法作用。所以看來我們真的已經談完了整件事情。

但是，除了和生長有關的一切，自噬作用也是激效作用中相當重要的一環。我們必須記得，損傷或許能使我們更強健，但帶來益處的不是損傷本身。舉例來說，我們跑步之後，會比跑步前虛弱一點。自由基（橫衝直撞的公牛）**是**有害的。自由基之所以在一段時間之後能使我們更強健，是因為我們的細胞擁有修復和持續改進的能力。這個過程的第一步正是自噬作用的功能：收集和處理受損的分子。所以自噬作用也是激效作用的關鍵要素。如果細胞垃圾收集系統沒有達到最佳效率，各種形式的激效作用也就不再能延長實驗生物的壽命。

可惜的是，雖然自噬作用對壽命十分重要，但它也會隨著年齡逐漸衰退。由於某些目前還不完全瞭解的原因，細胞垃圾收集系統的效率會隨時間越來越低。這也是細胞老化時容易累積老舊受損蛋白質的原因之一。科學家以往認為，老舊細胞裡充滿這些「細胞垃圾」，是因為老舊細胞比年輕細胞更容易損壞。但實際上，老舊細胞只是比較不容易清除垃圾才使垃圾累積。所以我們是否應該盡量提升細胞內的自噬作用？在小鼠身上進行的研究告訴我們，答案是肯定的。當科學家刻意提高小鼠體內的自噬作用時，小鼠變得更強健、更精瘦，最後也活得更久。另一方面，如果小鼠體內的自噬作用被阻斷，損壞的分子很快地累積，小鼠也變得虛弱多病（科學家無法使小鼠體內完全沒有自噬作用，因為這樣會使小鼠還沒出生就先死亡）。

夏天到來時，我家鄉哥本哈根的人口彷彿變成了三倍。讀

戰鬥的裸鼴鼠

在耐受會傷害 DNA 的化學物質、重金屬或極端高熱等方面，裸鼴鼠比牠的遠親小鼠強得多。在此同時，裸鼴鼠細胞中的自噬作用也比小鼠細胞高出許多。裸鼴鼠體內有一個細胞廢物處理系統比小鼠更活躍，那就是蛋白酶體（proteasome）系統，專門負責處理受損的蛋白質。同樣地，其他像蝙蝠等體型較小但壽命很長的哺乳類動物，也會在老化時**上調**自噬作用。提高清除細胞垃圾的活動，可能是蝙蝠和裸鼴鼠的壽命比體型相仿的哺乳類動物長上許多的原因。

者如果也住在冬天既黑暗又寒冷的地方，應該就能體會夏日陽光的魅力。大多數人都喜歡日光浴，有些人更在夏天這幾個月努力曬出完美的古銅色皮膚。

我們做日光浴時，實際的變化是皮膚接觸紫外線並因而受損。這些損傷會在細胞中發出一連串訊息，最後讓細胞製造黑色素，藉以保護自己。少量日光浴完全沒問題，甚至有激效功能。但做得太多，罹患皮膚癌和出現皺紋的風險將大幅提高。如果不需承擔皮膚癌（和變得像水果乾一樣皺）的風險，是不是可以輕鬆很多？有個聰明方法是尋求其他方法來製造紫外線傷害發出的各種訊息，也就是仿造這些訊息，讓身體製造黑色素。如果做得正確，細胞應該分不出差異，而只會看到「製造更多黑色素」的訊息並聽命行事。有些科學家已經在實驗室裡證明了這個方法的可行性。他們使用一種特殊分子，在小鼠和人類的皮膚樣本上成功引發黑色素的製造程序。所以，未來的防曬用品將不只能用來防止皮膚曬傷，還能讓我們擁有健美的古銅色皮膚，而不需要在陽光下躺好幾個小時。

我們可以對自噬作用設計相同的策略。要啟動自噬作用，最好的方法是阻斷各種生長訊號，或是藉助激效作用。不過這兩個選擇都可能造成副作用。此外，儘管做了這些處理，我們的細胞垃圾收集功能仍會隨著老化而衰退。我們需要另一種方法來發送「清除廢物」的訊息。我們甚至可以尋找方法，在年紀更大的時候刺激自噬作用的強化。

為何龍蝦不會變老，
水母會逆齡，人類卻無法？

我很高興地宣布，我們已經找到自噬作用強化劑的第一個候選人，但目前還在等待進行人體試驗。這種化合物能提升細胞內的自噬作用，當科學家把它加入小鼠的飲用水時，小鼠活得比平常更久，即使在生命後期才投入也一樣。這種分子稱為亞精胺（spermidine）。讀者可以從名字猜想它是在哪裡發現的，不過不用擔心，亞精胺還有其他來源。

首先，我們的細胞其實自己就會製造亞精胺和類似的化合物。不過，人體本身的亞精胺產量通常會隨老化而降低。現在我們還不知道逆轉這個過程的明確方法。

第二，某些腸道細菌也能製造亞精胺。不過同樣地，我們還不知道如何控制這個過程。而且有其他腸道細菌會**分解**亞精胺，整個過程太過複雜，目前還無法調控。

幸好，第三個選項比較容易控制，這個選項就是飲食。許多食物含有亞精胺，甚至有許多研究指出，提高亞精胺攝取量與降低死亡風險有關。但如果想提高亞精胺攝取量，最好的來源是穀類胚芽。實際上，亞精胺沒辦法做成保健食品，所以雖然市面上有一些亞精胺的「保健食品」，但其實都只是額外添加亞精胺的穀類胚芽。此外，其他含有亞精胺的食物包括黃豆、某些菇類、葵花籽，玉米和花椰菜。如果願意嘗試，還可以試試鰻肝、紅豆和榴槤。

為何龍蝦不會變老，
水母會逆齡，人類卻無法？

― 09 ―
不受歡迎的高中生物

十億年前，在某個溫度很高的水坑裡，有一隻細菌被一個細胞吞噬，這個細胞是所有人類的老祖先。這件事究竟是怎麼發生的，我們無從得知。可能是這個細胞把細菌當成食物，也可能細菌其實是入侵者，正在尋找新的寄主。無論如何，這隻細菌最後進入細胞內部，在裡面待了很長一段時間。事實上，它的後代到今天仍是我們的一部分。

我們知道，細菌和這個始祖細胞雖然是不同的物種，但現在它們是一體的。經過幾億年的演化，這兩者已經合而為一，無法分開。

我們把這隻細菌的後代稱為粒線體（mitochondria），現在它們已經成為人類細胞中很重要的部分。如果觀察人體的細胞內部，將會看到幾個到數千個粒線體。這些粒線體看起來仍然像是古代細菌：它們的形狀和結構看起來都像細菌，連活動也有點像細菌。舉例來說，我們的粒線體製造更多粒線體的方

式，和細菌製造更多細菌的方式相同：就是分裂。話雖如此，粒線體與我們的身體密不可分。它已經作為胞器和我們細胞的其他部分緊密結合，而且只能存在我們的細胞內，無法單獨存活——無論是粒線體還是我們的細胞。經過幾億年的演化，粒線體的 DNA 大多已移入細胞核，和我們的遺傳藍圖放在一起，只剩下一小部分還留在粒線體內部，代表它曾經獨立存活。

★ ★ ★

讀者或許都知道粒線體扮演的角色，原因是高中生物課本有一段寫得極差的說明：**粒線體是細胞的發電廠**。雖然許多人對於必須學習這些內容感到很不開心，但這個功能使粒線體成為細胞中最重要的一種胞器。粒線體負責提供能使細胞達成所有工作的關鍵部分：由我們吃下的食物中獲取能量。因此，細胞內的粒線體數量隨細胞功能而變化。我們的肌肉細胞有許多粒線體，尤其是心臟的肌肉細胞，因為肌肉細胞會消耗許多能量。其他種類的細胞，例如皮膚細胞，工作大多靜止不動，所以粒線體較少。

發電廠真的是粒線體的最佳比喻。我們對粒線體的要求其實和對當地發電廠一樣：可靠、安全、對環境的影響最小。演化已經證實我們的粒線體有能力執行這個工作。然而，就和人體細胞裡的許多事物一樣，老化通常會破壞系統。當我們老化

時，粒線體逐漸流失，剩餘的粒線體也逐漸功能失常。我們可以想成它從許多嶄新的發電廠，變成少少幾座老舊的發電廠。

　粒線體功能衰退將造成問題，因為細胞的所有工作都需要能量。研究指出，在實驗生物身上，粒線體功能失常會造成老化。在人類體內也看得出功能失常造成的影響。舉例來說，粒線體流失是我們的肌肉隨年齡而逐漸衰弱的理由之一。所以，我們該怎麼讓細胞裡的發電廠持續運作呢？

　這個問題的答案是一份我們都相當熟悉的清單。粒線體和其他生物系統一樣，會出現激效作用。刺激粒線體藉以產生效益的主要方法是提高我們的能量需求，特別是激烈地提高。做到這點的方法有兩個，第一個是運動，尤其是高強度運動。第二個方法是接觸酷寒，例如冬天游泳。

　粒線體對刺激的一種反應是「粒線體生合成」（mitochondrial biogenesis）作用，意思是粒線體分裂成更多的粒線體。這樣當然很好，因為這樣可以提升細胞的發電容量，也能逆轉通常伴隨老化出現的粒線體流失。事實上，如果運動充足，我們甚至可以完全消除年齡造成的粒線體流失。

　粒線體激效作用的另一種反應是自噬作用，又稱為粒線體自噬（mitophagy）。這個過程可以定期清除功能失常的老舊細胞發電廠。事實上，清除受損的粒線體是自噬作用的其中一個重要角色。因此，亞精胺等自噬作用提升物質對於粒線體的

影響特別大。研究人員給予小鼠亞精胺，藉以延長壽命時，最重要的效果必須透過粒線體自噬調節，尤其是清除心肌細胞中失常的細胞發電廠才能達成。亞精胺療法能提升小鼠的心臟健康狀況，同時確保細胞能量來源清潔無汙染。這點相當重要，因為我們當然希望心臟持續跳動（事實上，不僅服用亞精胺能讓小鼠擁有更健康的心臟。我們也知道對人類而言，在飲食中攝取較多的亞精胺，和心血管疾病風險的降低有關）。

科學家還發現另一種化合物，尿石素 A（urolithin A），能提高粒線體自噬作用。當研究人員給予低活動量的年長者尿石素 A 時，肌肉中的粒線體自噬作用就會提升。在小鼠體內也有相同的現象，這同時也可以提升小鼠的耐力。此外，尿石素 A 不只能提升粒線體自噬作用，還能激發粒線體分裂，這個現象和運動後相同。

可惜的是，尿石素 A 無法在食物中自然生成，至少目前

大自然特別喜歡一物多用

粒線體的主要角色雖然是細胞內的發電廠，但大自然很喜歡一物多用。因為某種原因，粒線體還有其他與發電無關的工作。其中一個是引發細胞自殺，也就是細胞凋亡（apoptosis），觸發該機制的關鍵就位於粒線體內。此外，粒線體也和我們的免疫系統有關，包括殺死敵方和作為控制整個作用的訊號通道等。

為何龍蝦不會變老，
水母會逆齡，人類卻無法？

還沒有發現。不過科學家已經在石榴、核桃和蔓越莓中發現尿石素 A 的前驅物。這種前驅物是一種多酚，稱為鞣花單寧（ellagitannin）。某些腸道細菌可以把鞣花單寧轉換成尿石素 A，不過不是每個人的腸道裡都有這種細菌。但一般說來，多吃一點石榴、核桃和蔓越莓總不是壞事。

為何龍蝦不會變老，
水母會逆齡，人類卻無法？

― 10 ―
永生的冒險

　　1951 冬天，31 歲的女性拉克斯（Henrietta Lacks）住進美國馬里蘭州的約翰霍普金斯大學醫院。拉克斯說她覺得子宮頸有「打結」感，相信自己應該是又懷孕了。但醫師後來發現一個明顯的病變：她罹患了癌症。1951 年還沒結束，癌症轉移和擴散到拉克斯體內各處。最後，拉克斯於當年稍晚去世。

　　拉克斯去世前，醫師研究她子宮頸切片中的細胞，切片存放在實驗室的培養皿中。一般說來，要這麼做有點困難。人類細胞在培養皿中不易生長，而且通常離開身體後不久就會死亡。但拉克斯的癌細胞似乎活得相當好。醫師看著這些細胞日復一日認真地分裂，感到相當困惑。

　　拉克斯去世後，她的細胞樣本在實驗室中仍然活得非常好。這時事情開始變得複雜。拉克斯的細胞是史上第一批可培養的人類細胞株，這在科學界是件大事。相關科學家開始熱心地把細胞分送給其他科學家，但完全沒詢問拉克斯本人或家人

的意見。其中的道德對錯我會交給讀者衡量;而約翰霍普金斯大學於五十年後對此事公開道歉。

重點是,拉克斯的癌細胞一直存活到現在。這個稱為海拉(HeLa)的細胞株是永生的,而自由分送則使得現在世界各地都在使用這個細胞株。拉克斯去世後僅僅數年,沙克(Jonas Salk)就用它開發出史上第一種對抗腦脊髓膜炎的疫苗。從此以後,海拉細胞在無數癌症研究、病毒學和基礎生物醫學科學中使用。

★　★　★

鞋帶末端通常會有塑膠或金屬配件,防止鞋帶磨損。我猜讀者應該從沒想過這個配件的名稱是什麼,它叫做束頭(aglet)。這個話題在一本討論老化研究的書裡乍聽之下完全離題,但我們的細胞其實也會碰到和鞋帶製造廠商類似的問題。我們知道,在人類細胞中,我們的 DNA 形成細細長長的結構,稱為染色體(chromosome)。染色體的末端像鞋帶末端一樣,可能受損或磨損。細胞解決這個問題的方式稱為端粒(telomere),就像給基因鞋帶加上束頭。構成端粒的原料和DNA 其他部分的組成元件相同,都是核苷酸(nucleotide),但差別是端粒不含任何重要資訊,它上面沒有基因,只是相同的序列不斷重複。這麼做很聰明,因為這表示我們的細胞即使

少了幾個端粒也沒關係，至少短期內是如此。但長期而言，端粒其實是決定細胞壽命的基礎。

我們曾經認為雖然生物整體會老化和死亡，但細胞不會死亡。但後來科學家海弗利克（Leonard Hayflick）證明了一般人類細胞分裂一定次數後就會死亡。這個現象稱為「海弗利克極限」，原因就是端粒。我們出生時，端粒共有大約一萬一千個核苷酸。但細胞每分裂一次，端粒就短一點。這沒什麼關係，除非端粒太短，可能會開始影響有用的 DNA。在真正出現影響前，細胞就會踩煞車，停止分裂。

因此，端粒縮短就是使細胞會死亡的原因。即使我們藉由某些方式，讓細胞在到達海弗利克極限之後繼續分裂，細胞最後也會耗去所有端粒。這可能會造成 DNA 受損，使細胞無論如何都會死亡。

然而，讀者或許能想出不只一個可能解決方案。能不能直接拉長端粒，抵消掉損耗？有些細胞確實會這麼做。有一種酵素稱為端粒酶（telomerase），端粒就是以這種酵素製造。可以把端粒酶想成小小的分子機器，在染色體末端拉長端粒。端粒酶大多在發育過程中使用，那時細胞需要在短時間內從一個變成數十億個，因此需要進行大量的細胞分裂，而端粒酶可以確保端粒不會在人生開始之前就用罄。不過發育完成後，大多數細胞很快就會關閉生產端粒酶的基因，因此變得會死亡。

★ ★ ★

　　端粒酶是拉克斯的癌細胞不會死亡的原因。拉克斯的癌症源自第 18 型人類乳突病毒（HPV-18），它也是全世界大多數子宮頸癌的成因。病毒感染拉克斯的過程中，開啟了製造端粒酶的基因。這代表病毒使細胞擁有不斷加長端粒的能力，因此可以一再地分裂，而不會耗損。這對癌症而言很有幫助，也使海拉細胞可以一直存活到今天。如果科學家阻斷海拉細胞中的端粒酶，細胞將失去不死的能力，分裂幾次後就會死亡，就像它還沒有癌化的祖先一樣。

　　稍微想想這點：其實我們知道如何使細胞不死。我們體內都有很多細胞，精確說來是三十七兆個。不過，使細胞不死和使生物不死是一樣的嗎？如果一樣，那麼延長壽命的方法就是讓端粒不縮短。研究人員已經研究過這個方法，他們養出端粒特別長的小鼠。這些小鼠不只比一般小鼠更精瘦，也擁有更健康的新陳代謝、老化程度更低，最後也活得更久。

　　此外，在人類身上也發現了一些間接證據證實延長端粒的影響。有些人帶有某種突變，會使端粒迅速縮短，這經常會導致過早的老化。即使在正常的變異範圍內，端粒也與老化有關。與端粒有關的特徵就和其他表徵一樣有著個體差異。有些人的端粒比較長，有些人端粒隨年齡縮短的速度比較慢。在丹麥一項涵括六萬五千人的研究中，端粒較短的人死亡率較高、

為何龍蝦不會變老，
水母會逆齡，人類卻無法？

心血管疾病和阿茲海默症等年齡相關疾病罹患率也較高。

所以我們應該盡量拉長端粒嗎？科學家尚未正式嘗試過這麼做，但一般學術界以外的人曾經這麼做。

★　★　★

2015 年，一位美國女性前往哥倫比亞，想發動一場壽命延長革命。她的名字是派瑞許（Liz Parrish），她既不是瘋狂科學家，也不是有錢的怪人。在許多方面，她就是個來自一般住宅區的平凡女性。

派瑞許從事幹細胞傳播工作時，瞭解到端粒的強大力量。科學家告訴她，具有長端粒的小鼠以年輕小鼠般的充沛體力到處活蹦亂跳，而年齡相仿的小鼠只能老態龍鍾地待在角落。

派瑞許夢想把這個魔法轉移到人類身上，但她得知這相當困難。科學家曾經嘗試開發能夠開啟端粒酶酵素的藥物，但這其實非常困難。派瑞許想另闢蹊徑，使用基因療法。這種新穎的醫學發明可以讓科學家在人類細胞中添加基因，有點像裝上備用零件。在這個例子中，他們加裝的備用零件是額外（而且活化的）的端粒酶基因。

派瑞許前往哥倫比亞進行實驗，這不是因為哥倫比亞人特別需要加長端粒，而是為了離開美國，以便脫離美國食品藥物

管理局（FDA）的管轄。派瑞許想把自己當成第一個受試者，但美國和其他已開發國家對醫學程序大多有嚴格的限制，即使是對自己的身體也一樣。在自己身上使用自己設計的基因療法不可能獲准。

所以派瑞許必須離開美國。她在哥倫比亞找到願意幫忙的診所。首先，合作的研究學者先測定派瑞許的端粒長度，以便判斷療法效果。他們發現派瑞許的端粒其實比同年齡女性短了許多，看來她並非最不適合的受試者。

接下來，派瑞許接受基因療法，經過一小段對於劇烈副作用的觀察後，派瑞許回到美國。第二年，揭曉結果的時候到了。派瑞許的合作研究學者再度測量她的端粒長度。結果顯示有效──派瑞許應該是史上第一個成功加長端粒的人。

★ ★ ★

派瑞許的自我實驗在科學界掀起騷動。一方面，支持者主張她的自我實驗可為大眾提供寶貴的資料；另一方面，批評者則認為這樣的行為相當危險，甚至可說魯莽，而且擔憂在社會上引起模仿。派瑞許捍衛自己的立場，表示：「要取得美國政府的許可，讓自己可以接受基因療法……我必須籌出接近十億美元，花大概十五年的時間進行測試。就我看來，許多人不想等十五年。」

不過退一步來看。我們的確可以爭論這樣的自身實驗是否安全。但最重要的問題是**即使**有效，是否值得這麼做。想想看，我曾經說過我們的細胞都具有端粒酶基因，但在生命初期，細胞就關閉這個基因，不再動它。如果長壽的祕密就是端粒酶，人類細胞為什麼不再開啟這種酵素？

　　理由其實是個可怕的權衡，讀者或許可以從拉克斯的故事看出一些端倪。端粒酶的確能使細胞不死，拉克斯的細胞真的變成了這個樣子，但拉克斯最後的結果是什麼？問題在於，端粒酶基因對癌症發展而言相當重要。人類癌症中，有 80~90% 具有開啟端粒酶基因的方法。即使是沒這麼做的癌症，通常也有其他方法加長端粒。因為它們必須這麼做。如果不持續拉長端粒，癌細胞最後就會死亡，跟一般細胞一樣。

　　說句公道話，派瑞許等端粒延長支持者也不支持讓細胞不死。他們只希望短暫開啟端粒酶，略微拉長端粒，但不要使細胞癌化。不過現在我們其實還不清楚這兩者是否可以分開。研究指出，端粒長度大於平均值的人，罹癌的風險較高。所以改變端粒似乎是個十分危險的行為。人類對抗癌症的能力不斷在提升，或許有一天會值得這麼做，但在此之前，我不贊成這種方法。大自然可能已經權衡過老化和癌症的問題，並據以調整過端粒的長度。

　　此外，端粒研究還有其他問題。大多數研究以小鼠當成模

式生物。以成本和難度而言，小鼠通常是不錯的模型，但在端粒方面，小鼠不是個合適的模式生物。小鼠的端粒運作和人類相當不同。小鼠的所有細胞都有活化的端粒酶，而且端粒天生就比人類長。如果端粒是唯一的青春之源，小鼠的壽命應該會比人類長得多。但事實並非如此，小鼠通常活不了幾年，而且死於癌症的比例相當高。我們接著看下一章。

太空中的端粒

2016 年，美國太空人史考特・凱利（Scott Kelly）締造美國人停留在國際太空站上最久的紀錄後返回。回到地球後，他最愛的家人前來迎接，其中包括他的同卵雙胞胎哥哥馬克・凱利（Mark Kelly），馬克也是太空人。NASA 曾在這次任務前、中、後為這對雙胞胎做過檢查，以便瞭解長時間居留在太空中對身體的影響。他們發現，登上太空的史考特在身體上有許多改變，這些變化是在地面的馬克身上沒有的。其中一項改變是史考特細胞中的端粒在太空中變得較長。但他回到地球後，端粒很快就再度縮短了，最後甚至比上太空之前還短。

或許青春之泉其實是進入太空的單程票……

為何龍蝦不會變老，
水母會逆齡，人類卻無法？

— 11 —
僵屍細胞以及如何消滅它們

在古希臘的墳墓中，骸骨經常用石塊和其他重物壓著，好像要防止死者復活一樣。更早之前，在古代的兩河流域就有故事談到伊絲塔女神曾說：「我要讓死者復活，吃掉活人。」現在，這種活的死人，也就是殭屍的恐怖故事仍然存在，而且也被寫進這本書裡。不過我們現在要看的殭屍和好萊塢電影裡不同，這裡的殭屍是殭屍**細胞**。

★ ★ ★

一般說來，細胞會很認真地監控細胞本身的狀況。如果感覺到異狀，就會自我了斷，這種細胞自殺過程稱為細胞凋亡。這就是人類細胞很難在實驗室中生長的原因。當細胞離開人體，就會發現情況有些不對勁，隨即自殺。這種偏執或許有點激烈，但一如往常，這麼做一定有演化上的理由。細胞自殺是防止癌症和對抗感染的重要機制。如果我們體內有一個細胞

覺得自己快要癌化或被病毒感染，就會無私地犧牲自己，以拯救整個身體。事實上，就在讀者讀這本書時，體內已有幾百萬個細胞自殺了。沒錯，就是幾百萬個。我們體內每天有五百到七百**億**個細胞凋亡。這個數字龐大得讓人驚奇，但這些其實只是所有細胞的一小部分，我們的身體可以輕易地替換它們。

在某些狀況下，受損的細胞不會立即自殺，而是進入細胞衰老（cell senescence）狀態，這就是所謂的殭屍細胞。海弗利克首先提出細胞衰老的概念，認為這是海弗利克極限的結果。也就是說，當細胞的端粒耗盡時，最後就有可能成為殭屍細胞。但其實還有其他許多方法。通常來說，各種可能導致細胞自殺的損傷，也都有可能使細胞變成殭屍細胞。

細胞變成殭屍細胞時，將會停止大部分正常活動，包括細胞分裂。死亡雖然是顯而易見的下一步，但它們不會死亡，而是會繼續活下去。除此之外，還會開始把各種有害分子釋放到周遭。不難想像這類細胞可能會助長老化。因此，美國明尼蘇達州妙佑醫療國際（Mayo Clinic）的科學家，著手研究殭屍細胞如何影響生物的壽命。在一項研究中，科學家分離出老年小鼠的殭屍細胞，將其移植到年輕健康的小鼠身上。年輕小鼠起先充滿活力，但只要注射一劑殭屍細胞，就會變得衰弱。奇怪的是，即使到移植後六個月，原本的殭屍細胞早已消失，小鼠依然衰弱。理由是殭屍細胞真的像殭屍一樣，會把它的狀態感染給其他細胞。它們釋放到周遭的分子能使健康的正常細胞同

為何龍蝦不會變老，
水母會逆齡，人類卻無法？

樣變成殭屍細胞，連位於身體其他部分的細胞也會遭到毒手。最後，實驗小鼠接受殭屍細胞移植後完全無法復原。牠們的壽命比一般小鼠短，移植的殭屍細胞越多，狀況就越糟。

　　這些可憐小鼠的狀況其實跟正常老化有點類似。我們不會被注射殭屍細胞，但當我們年紀漸長時，體內的殭屍細胞卻會逐漸累積；年長者身上的殭屍細胞比年輕人多。殭屍細胞顯然對身體有負面影響，所以消除殭屍細胞應該有益於身體囉？同樣來自妙佑醫療國際的研究人員曾用某種巧妙的遺傳工程測試過這個方法。簡單來說，研究人員培育出具有特定遺傳結構的小鼠。我們可以把這個結構想成殭屍細胞裡的小小炸彈，研究人員可以使用特殊的引爆分子來引爆它。啟動小鼠體內的這種分子之後，「細胞炸彈」就會在細胞內引爆，殺死殭屍細胞。

　　研究人員把遺傳工程小鼠分成兩組，測試除去殭屍細胞的影響。第一組作為控制組不進行處理，第二組則每週引爆兩次細胞炸彈。必須像這樣持續消除殭屍細胞，因為它們會不斷出現。持續不斷地處理後，科學家確定小鼠體內已沒有殭屍細胞。一如預期，消除殭屍細胞對小鼠是有幫助的，他們發現除去殭屍細胞的小鼠顯然比受殭屍細胞肆虐的小鼠更健康也更有活力。最後，除去殭屍細胞的小鼠壽命也比控制組長約 25%。

★ ★ ★

所以，我們應該尋求方法消除殭屍細胞嗎？這裡必須指出，細胞衰老不一定是損傷造成的現象。其實殭屍細胞在發育和傷口癒合這兩方面都扮演了相當重要的角色，兩者都不能被中斷。然而，前面提到的小鼠研究明確指出殭屍細胞與老化有關，甚至還有線索指出，殭屍細胞會引發數種年齡相關疾病。細胞衰老在年輕時似乎是種有用的機制，但隨時間而逐漸變質。

因為某些原因，免疫系統也參與其中。一般說來，免疫細胞能吞吃及消滅殭屍細胞。事實上，殭屍細胞釋出的有害分子一部分就是用來吸引免疫細胞的。但年紀較大時，殭屍細胞的呼叫發揮不了作用。老化使免疫細胞減少，僅存的免疫細胞通常都在忙其他事情。這代表我們必須尋求其他方法來消滅殭屍細胞。我們的基因裡都沒有「細胞炸彈」，所以必須另尋他法。選擇有兩個：我們可以「救回」殭屍細胞，把它變回正常的健康細胞，或是直接消滅殭屍細胞。

第二個選項聽起來比較有趣，細胞衰老研究學者似乎也這麼認為。至少，消滅殭屍目前還是最多人研究的選擇。不過可惜的是，消滅殭屍細胞不像在電影裡消滅殭屍那麼容易，最主要的障礙是殭屍細胞不是全都聚集在一起。它們分散在體內各處，而且永遠是少數族群，即使是老年人也是如此。因此，我們消滅殭屍細胞時必須非常精準。即使是小小的誤差，消滅的正常細胞也會多於殭屍細胞，這樣反而適得其反。

為何龍蝦不會變老，
水母會逆齡，人類卻無法？

雖然相當困難，科學家仍然**開發**了消滅殭屍細胞的藥物。這類藥物稱為逆齡劑（senolytics），這類藥物的大多數作用方式是迫使殭屍細胞進入細胞自殺程序。我們前面曾經討論過，大多數殭屍細胞在變成殭屍之前，原本就注定會自殺。殭屍細胞阻斷了細胞自殺反應，但逆齡劑可迫使它們自殺。

目前已開發的逆齡劑，包含多種由植物產生的化合物。所以同樣地，我想再次提醒讀者多吃蔬菜和水果。有一種逆齡劑分子是稱為漆黃素（fisetin）的類黃酮化合物，草莓和蘋果都含有這種物質。為小鼠飼料添加漆黃素可以延長小鼠的壽命，即使生命晚期才添加一樣有用。不過，這項研究使用的漆黃素濃度比一般從食物中攝取到的高出許多。如果想攝取到相同的量，每天可能需要吃上好幾公斤草莓。現在有理由大吃特吃了。

其他能消滅殭屍細胞、延長小鼠壽命的化合物包括葡萄中的原花青素 C1（procyanidin C1），以及漆黃素的近親槲皮素（quercetin），洋蔥和高麗菜都含有這種物質。結合槲皮素和達沙替尼（dasatinib）的複方藥物是相當熱門的研究主題，兩者結合的效果優於單單使用槲皮素。達沙替尼是白血病藥物，所以通常無法取得，但達沙替尼和槲皮素的組合研究，目前已有幾項進入臨床試驗階段。它們是未來用於消滅殭屍細胞的可能選擇，但白血病藥物顯然不適合隨便使用。一般說來，雖然目前市面上有些消滅殭屍細胞的健康食品，但還是必須留意這些分子在高濃度下也對正常細胞有害。使用這些成分時應確實

弄清楚它們的功能。

要對抗殭屍細胞，最好的方法是懷抱希望，密切注意臨床試驗結果。目前其實已經有成功案例：有一種實驗性的逆齡劑藥物被用於改善兩種與年齡相關的病症。就目前投入的經費和各種試驗而言，逆齡劑可能成為第一種真正取得醫療主管機關許可的抗老化藥物。在此同時，還有許多方法可以對抗殭屍細胞，不過效果沒那麼好。

首先，病毒感染可能使一般細胞變成殭屍細胞。有趣的是，某些病毒能以槲皮素等逆齡劑化合物來治療，例如 A 型流感。

第二，從免疫的角度下手。健康的免疫系統應該有能力靠自己處理殭屍細胞。

第三，有趣的是，在這裡必須指出，消滅殭屍細胞的物質大多來自植物的類黃酮。沒錯，要攝取到這類研究中使用的劑量，我們必須吃得跟大象一樣多。但植物中有很多化合物和它們類似，說不定它們加在一起可以產生加乘效果。

最後，雖然我們認為消滅殭屍細胞比較有趣，但仍然有些研究試圖逆轉殭屍細胞。有幾項研究指出，褪黑激素這種荷爾蒙除了與晝夜節律有關，也有助於使殭屍細胞回復到健康狀態。褪黑激素不是許多人所說的「催眠荷爾蒙」，但提升睡眠品質和維持規律作息時間也是件好事。

─ 12 ─

上緊生物時鐘的發條

　　想像我們是個科學家，正在開發對抗老化的新藥物。我們開始沿著實驗生物的階梯向上：它對酵母有效，接著是秀麗隱桿線蟲，再來是果蠅，最後對小鼠也同樣有效。我們非常興奮。經過一番猜測之後，我們決定冒險一試。安全性測試、經費募集、劑量實驗和重重的公文旅行花費了許多時間。但最後，我們準備好回答最大的問題：這種新藥對人類有效嗎？我們開始規劃人體試驗。我們會發現什麼？我們要把這種藥物給予中年人嗎？接著，我們必須等待好幾十年，看看他們的壽命是否比一般人更長。我們也可以把藥物給予**已經**年老的人。但即使這麼做，試驗也要進行許多年。而且以老年人進行試驗時，藥物作用的時間較少，最後試驗可能在藥物其實具有某些效益的情況下失敗。這時我們可能必須放棄，或是再回到原來的計畫：把藥物給予中年人，並將剩餘的研究生涯都用來等待結果。

　　我們或許想像得到，對生物醫學科學家而言，這類「等待

困境」十分惱人。它是開發預防性藥物最大的障礙。如果想預防失智症或癌症，必須等待好多年才能知道這種藥物是否有效，接下來才能依據結果調整方法。此外還必須提醒一下，單單只是做到**可以**測試一種藥物，就要花費多年時間和幾千萬美元。所以藥物的開發過程往往比其他科學和科技領域慢上許多。

藥物開發需要投下龐大的時間成本，所以研究人員特別看重生物標記（biomarker）。生物標記是代表某個重要生物結果的指標。我們可以輕易測定它，協助我們分辨某個生物狀態。舉例來說，我們發燒時體溫會上升，表示我們可以用**體溫**當成發燒強度的生物指標。如果我們給予新的藥物，接著體溫開始降低，可能就是因為這種藥物能治療導致發燒的某種原因。

我們可以想像有另一種生物標記，不是追蹤發燒的過程，而是追蹤生物的年齡，也就是描述我們在**生理上**的年齡，而不是生日蛋糕上的**蠟燭數目**。以更黑暗一點的方式來說，生理年齡的生物標記可以精確描述我們接近死亡的程度。我們很清楚，兩個人可能在**日曆上**的年齡相同，但身體狀況的差距相當大。有些 70 歲的人經常跑馬拉松，有些則連走到外面的商店都有困難。在這個例子中，第一類人的生理年齡可能是 55 歲，另一類人則是 85 歲。

所以，如果有生物時鐘可以參考，藥物開發工作會輕鬆得多。試驗開始時，可以先取得基本測定值。接著找來兩組條件

相仿的受試者,給予其中一組藥物。接下來,我們不需等好多年等到受試者去世,只要偶爾測定他們的生理年齡就可以了。如果藥物確實有效,接受這種藥物的受試者的生物時鐘就會減慢。這表示他們後來在生理上會比控制組年輕,控制組則會持續正常老化。如此一來,就可以省下許多時間。

最先被提出的「生物時鐘」是端粒。乍看之下,端粒是很好的選擇。讀者或許還記得,我們的端粒會在一生中逐漸變短,變短的端粒可能和壽命縮短有關。因為這個理由,許多研究確實以端粒當成生物時鐘,而且有比沒有來得好。然而,把端粒縮短當成生物時鐘其實沒有我們想得那麼可靠。沒錯,平均說來,端粒較短的人往往壽命也較短,但相關程度距離百分之百還很遠。如果把觀察範圍放大到不只是人類,狀況會變得更加混沌難解。我們已經知道,小鼠的端粒比人類長,但壽命比人類短得多。科學家甚至已經發現,白腰叉尾海燕(Leach's storm petrel)這種海鳥的端粒會隨年齡增長而拉長(有趣的是以體型而言,這種鳥類的壽命算是相當長)。顯然端粒不完全代表我們所說的老化現象。

2013 年,德裔美國科學家霍瓦斯(Steve Horvath)提出可以取代端粒縮短和其他標記的新生物時鐘。這種新的生物時鐘

通常稱為表觀遺傳時鐘（epigenetic clock），運作方式有點複雜，但我們試著說明看看。

從名稱可以看出，表觀遺傳時鐘的依據是表觀遺傳。我們可以把表觀遺傳想成細胞內的控制系統。別忘了，我們的細胞具有我們所有的 DNA（紅血球除外），也就是製造我們的完整遺傳配方。但大多數狀況下，我們的細胞每次只需要一小部分配方。我們的肌肉細胞需要使用製造肌纖維的基因，但不需要製造牙齒琺瑯質或味覺受器的基因。另一方面，負責製造牙齒的細胞就真的需要製造琺瑯質的基因，但不需要製造肌纖維的基因。此外，即使細胞某些時候需要某個基因，也不一定隨時都需要它。

解決這個問題的方法是一套控制系統，負責管理細胞在某個時刻要使用哪些基因。細胞需要某個基因時，就會開啟這個基因，不需要時就會把它關閉。

這個系統的一部分是表觀遺傳，這是 DNA 中可逆轉的化學變化。我們可以想像細胞把各種標籤貼在基因上，例如「開啟」、「即將開啟」、「暫時關閉」、「永久關閉」等等。這個做法相當巧妙。這樣一來，我們的細胞就能使用相同的遺傳配方製造腦細胞、免疫細胞、小指上的細胞以及各種細胞。

表觀遺傳在發育時格外有用，讓我們從一小團細胞變成嬰兒、兒童，最後成為成人。有些基因只在發育初期需要，有些

為何龍蝦不會變老，
水母會逆齡，人類卻無法？

則在製造某種細胞時需要，有些用來長大成為成人。不過到了那時候，我們會希望表觀遺傳維持穩定。畢竟我們成人之後，程式已經執行完畢。但令人驚奇的是，表觀遺傳還是會持續改變，即使再過一段時間也是如此。科學家以往認為這是因為細胞機器隨著老化而故障。他們想像細胞逐漸失去控制，最後隨便在基因上亂貼標籤。此外，大多數與年齡有關的表徵遺傳改變，會讓我們失去有效關閉基因的能力。如果與生長有關的基因被活化，但我們其實早已長大，那就會造成危害——這樣促進生長可能激發癌症的生長。

雖然這個說法聽來合理，但霍瓦斯已經證明，發生時間較晚的表徵遺傳改變其實不是隨機的。它們仍然遵循特定模式，就像發育程式還在執行一樣。這是設定性中的老化嗎？為了維持合理性，科學家決定把這個模式稱為「準設定性」。不過，無論理由是什麼，我們都可以藉助表觀遺傳改變的可預測性，來判定細胞的生物年齡。表觀遺傳時鐘運用稱為甲基化（methylation）的特殊表觀遺傳標籤來把基因關閉。科學家會測定特定遺傳位置的甲基化量，因為年齡相關變化遵循某個模式，所以科學家就能藉助統計學相當精確地判定生物的年齡。舉例來說，表觀遺傳年齡大於實際年齡的人，提早死亡的風險較高。此外，他們罹患心血管疾病、癌症和阿茲海默症等年齡相關疾病的風險也較高。他們甚至看起來比較老、認知測驗表現較差，身體也比較虛弱。另一方面，人瑞在生理上則比實際

年齡年輕,可能正是因為如此,他們依然活力充沛。他們的實際年齡或許已經 106 歲,但身體的生物狀態年輕得多。

事實上,新的表觀遺傳時鐘非常有效,甚至可以用於其他物種。它首先運用在黑猩猩身上,而現在已經有適用於所有哺乳類動物的表觀遺傳時鐘。這表示這種時鐘能夠測定老化過程中非常基本的因素。

★ ★ ★

研究學者創建表觀遺傳時鐘後,就一直忙著用它探索老化各種有趣的層面。有個例子是老化對身體各部分的作用方式。我們知道,從時間上來說,我們所有細胞和組織的年齡是一樣的。某幾種細胞的**個別**壽命或許比較短,不過這些細胞是最近才從幹細胞製造出來的,而幹細胞的功能就是製造其他細胞。畢竟,我們所有的細胞都出自我們的第一個細胞,也就是受精卵。表觀遺傳時鐘證實了這一點,因為所有細胞的生物年齡大致相同。這表示我們可以使用取自同一人身上的各種細胞,包括腦細胞、肝臟細胞和皮膚細胞等,表觀遺傳時鐘指出的生物年齡都會相同。不過也有一些**例外**,它們可以告訴我們一些關於老化的有趣故事。最值得注意的是,女性的乳房組織通常在生物學上比其他組織老。這點相當引人深思,因為乳癌是女性最常見的癌症,每年奪去數百萬人生命。我們都知道乳癌是極

大的威脅，因此也有許多相關的互助團體和募款活動。但我不認為一般的門外漢猜得到最常見的癌症為什麼發生在乳房、而不是其他器官？如果理由是乳房組織老化得比較快，至少也算提出了一些解釋。事實上，這之中確實涉及細胞過早老化的現象：研究指出，女性乳房組織的表觀遺傳年齡和實際年齡相較之下越老，罹癌的風險越高。當然這也帶出下一個大問題：乳房組織為什麼通常老化得比較快？這我們還不是很清楚。但找到答案之後，或許就能用來開發乳癌療法和預防藥物。在這個過程中，我們或許還能得知一些有關細胞老化更廣泛的細節。

在另一個極端，有一類組織通常老化得比身體其他部分**緩慢**。小腦通常是一個人體內表觀遺傳時鐘最慢的部分。除了科學家之外，一般人很少聽過小腦。理由之一或許是小腦可能出的問題不多，至少它受年齡相關疾病影響的程度遠低於大腦其餘部分。同樣地，我們不是很清楚箇中緣由，但對小腦的老化研究或許有助於瞭解如何減慢大腦其餘部分的老化速度，同時降低神經退化性疾病的風險。

我們生命的開端是一個細胞，是母方的卵子和父方的精子結合的結果。兩者結合之後，受精卵隨即開始分裂，形成小小的細胞團。科學家稱這些早期細胞為多能細胞（pluripotent），代表這些細胞還保有變成我們體內兩百多種細胞的能力。不過在我們發育時，細胞持續特化，並逐步關閉這些選擇。我們可以把它想成攀爬大樹。在樹幹上，細胞有能力爬到任何想去的

女性的優勢

女性的壽命通常比男性長，表觀遺傳年齡通常也比較小。事實上，這點在兩歲時就已經相當明顯。更年期前，女性的優勢格外明顯。在此之前，女性似乎不會罹患某些年齡相關疾病，直到更年期後，女性的風險概況才逐漸與男性趨於相同。有趣的是，更年期較晚來到的女性，壽命通常也高於平均。表觀遺傳時鐘可以提出若干解釋。女性如果接受卵巢切除手術，因此不得不提早進入更年期，生物年齡將會高於預期。另一方面，女性如果使用荷爾蒙療法來延後更年期，生物年齡將會小於預期。

可惜的是，荷爾蒙療法也可能提高乳癌風險，情況跟端粒有點類似。如果能開發出更好的癌症療法，我們或許就能獲得效益極高的抗老化療法。

樹枝。接著到了某個時候，細胞選擇了樹枝，因此限制它後來能變成的細胞種類。它繼續往上爬，每做一次選擇，選項就少一點，最後細胞到達某個樹枝，也就是它的「最終產品」，可能是腦細胞、肌肉細胞或皮膚細胞。這就是所謂的完全分化細胞（terminally differentiated cell）。

科學家曾經認為這樣的攀爬是單向的。一個細胞選擇特定道路之後，就不可能扭轉決定。但日本科學家山中伸彌證明大家都想錯了（後來因此獲得 2012 年諾貝爾生醫獎）。山中指

出，完全分化細胞可以**變回**多能細胞。也就是說，我們可以讓皮膚細胞爬回這棵假想大樹的樹幹。山中和他的研究團隊以四種蛋白質逆轉發育，這些蛋白質現在稱為山中因子（Yamanaka factor）。細胞中的這些因子活化時，就會開始「逆發育」，最後形成的細胞稱為誘導性多能幹細胞（induced pluripotent stem cell）。也就是說，這個細胞受研究人員誘導變成多能幹細胞後，接下來就可製造其他各種細胞。

如同前面討論過的，**天然**多能幹細胞出現在生命開始之初。這表示它的生物年齡接近於零歲。所以，科學家想知道**誘導性**多能幹細胞是否也很年輕，或是年齡仍和原本的成人細胞相同。藉助表觀遺傳時鐘可以明顯得知，山中因子其實能逆轉生物年齡。科學家把山中因子使用在成人細胞中時，細胞逐漸轉變成誘導性多能幹細胞，生物年齡也逐漸趨近於零，就像**天然**多能幹細胞的年齡一樣。這就是人類最接近逆轉老化的方法，據信燈塔水母體內應該也有相仿的機制。

我們來思考一下。山中因子本質上逆轉了生物時鐘。我們可以從皮膚取下一個細胞，用山中因子使它變得比其他細胞年輕得多。同樣地，細胞的抗老化和不死其實已經實現。

但是同樣地，最大的問題還是我們把它轉換到整個生物體時，可以做到什麼程度。對所有細胞使用山中因子不是可行的解決方案，因為這樣會使細胞全都爬下發育樹，回到「一團細

胞」的狀態。沒有肌肉細胞和腦細胞等等，身體也就立刻瓦解。因此，科學家嘗試短時間使用山中因子，用意是讓細胞稍微回春，但幅度不要大到變成多能細胞。這個方法稱為細胞重編程（cellular reprogramming），目前在小鼠身上的實驗結果相當良好。舉例來說，最先採用這類技術的科學家發現，這個方法能提高老年小鼠的再生能力。後來，其他科學家也採用細胞重編程技術，使老年小鼠恢復年輕時的視力。不過，這些科學家也對一般方法略做調整，以降低癌症風險。我們知道，細胞重編程和端粒實驗具有相同的風險。只是這時出現的癌症特別可怕。可能出現的狀況是細胞逆發育過度，變成多能細胞。接著，這些細胞可能會重新開始個體發育，形成稱為畸胎瘤（teratoma）的癌症。這種癌症會模仿生物誕生時的生長方式，因此具有幾種恐怖的特質：具有各種組織，經常長出毛髮，同時因為某些原因，最後還會長出牙齒。報酬高，風險就高，對吧？

事實上，許多科學家和公司準備一試細胞重編程技術，原因不難理解。我們討論過的許多療法，都是降低某些損傷或提高修復能力，因此或許能延緩老化或增進少許健康。但另一方面，細胞重編程則是從設定性老化的角度出發，**並**提供了一個對設定加以編程的方法。這表示它具有任意改變年齡的能力。我們不知道未來會有什麼發展，但即使只是一點點可能，也好像路邊有一百萬美元一樣。當然，如果知道有這種事，我會建議大家趕快去撿。另外可以想見，這類搶錢比賽的參賽者相當

多。幾年之內，好幾家取得大金主和著名科學家支持的公司已經開始行動，開發用於人體的細胞重編程技術。其中比較值得注意的是矽谷新創公司 Altos Labs，可說是目前規模最大的抗老化推手。有投資人在這家公司投下三十億美元，但背後金主是誰仍不清楚。貝佐斯（Jeff Bezos）等幾位世界知名富豪據說都是投資者。這家公司雇用了世界各地最優秀的老化研究學者，相信只要有充足的經費，他們將能把細胞重編程技術變成真正的青春之泉。結果這家公司的員工清單，可能會與本書後面的參考資料難以分別。

★ ★ ★

運用山中因子和多能幹細胞對抗老化的方法並非只有細胞重編程技術。我們曾經討論過，多能幹細胞具有變成體內任何一種細胞的能力。如果我們瞭解細胞通常如何形成，例如心肌細胞，再要求多能幹細胞朝這個方向發育，會有什麼結果？如此一來，我們就能製造人體的備用零件。我們可以取得多能幹細胞，再以適當方法把它變成需要的任何一種細胞。換腎將不再需要依靠家人、朋友或捐贈者的器官捐贈，而可以用我們**自己的細胞**製造新的腎臟。我們將可為老年製作「替換用」的器官，而不用辛苦地讓現有的器官回春。

這些聽起來或許像科幻小說，但相關研究已進行了好幾十

年。科學家嘗試製作我們想得到的各種細胞或組織，甚至包括腦細胞在內。不過就和生物學上許多事情一樣，這件事相當困難。幹細胞很難製造，照料起來非常花時間，而且引導它們發育的訊號傳遞分子通常極為昂貴。所以進展相當緩慢，但確實在逐漸進展。事實上，幾十年來的研究現在總算開始出現成果。雖然距離我們製造出包含複雜結構和多種細胞的替換用器官還需很長的時間，但在製造個別細胞方面已有很大的進展。舉例來說，美國哈佛大學科學家已製作出胰島 β 細胞（beta cell）。這種細胞是胰臟細胞，負責製造胰島素。在第一型糖尿病中，β 細胞遭到免疫系統攻擊，最後被消滅。這類疾病以往可能致命，但現在我們已經開發出人工胰島素，讓患者可以自己取代 β 細胞的工作。不過記錄血糖值和注射胰島素非常麻煩，而且只是治標不治本。如果有多能幹細胞發育成的 β 細胞，就能真正治療這種疾病。事實上，已經有患者接受「人工」β 細胞的移植，從而治癒第一型糖尿病。

　　β 細胞研究和其他相關研究工作，其實不是使用**誘導性**多能幹細胞，而是使用胚胎幹細胞（embryonic stem cell）。這類細胞**不是**取自患者身上，而是取自處於「一團細胞」狀態的自然細胞，也就是胚胎。因為它們不是患者本身的細胞，所以可能在免疫系統中造成問題。如果免疫系統發現外來細胞，就會攻擊並消滅它們。這對患者來說可能相當危險，甚至危害生命。當然，這樣就失去意義了。如果免疫系統消滅新細胞，它

們就沒辦法發揮作用。不過幸運的是，我們有豐富的器官移植經驗，知道如何控制免疫系統。科學家也在研究修改幹細胞的方式，好讓免疫系統無法辨識和攻擊它們。不過，使用胚胎幹細胞還是有其他疑慮，因為胚胎幹細胞通常取自人工受精產生的剩餘胚胎。這代表它們來自沒有出生的人類，因此也會造成倫理困境：我們是否可以使用實質上來自另一個人的細胞？這個問題其實類似使用拉克斯的癌細胞造成的疑慮。這兩種細胞都對醫學療法的開發有很大貢獻，挽救了無數生命；但一如往常地，科技發展迫使我們進行倫理權衡，反映了我們的價值觀。

除了發育時生成的多能幹細胞，成人體內其實也有幹細胞，不過這些幹細胞大多數不算「多能」，只算「複能」——它能製造數種細胞，但無法製造所有細胞。成人幹細胞的功能是取代因損傷或正常細胞更換而持續流失的細胞。舉例來說，腸子的最外層每四天就會更新，皮膚細胞每一至三十天更新一次，紅血球細胞可以存活約一百二十天。不是所有種類的細胞都更新得這麼頻繁。舉例來說，我們的骨骼細胞每年只更新10%，還有些細胞通常會存活一生，例如腦細胞。但通常規則是我們的細胞需要偶爾更新，因此成人的幹細胞相當重要。

事實上，我們身體組織的再生能力由幹細胞決定。自噬作用和類似的回收或修復過程，協助個別細胞在受損時復原。但在組織層級，修復和維護工作由幹細胞負責。不過，幹細胞的能力和體內其他許多修復機制一樣，會隨時間而衰退。當我們

年齡漸長，幹細胞製造新細胞取代舊細胞的活動會越來越被動和差勁，這個現象稱為幹細胞耗竭（stem cell exhaustion），結果是我們老化時傷害會越來越難恢復，最後連正常維護都難以維持。舉例來說，負責製造新免疫細胞的幹細胞會隨時間而劣化，這就是老年人免疫系統比較虛弱的原因。老年人受傷或接受手術時，復原時間也較長，而且出現長期併發症的風險較高，這些都是幹細胞能力變弱所導致的再生能力衰退。

所以，我們想像用多能幹細胞製作的新器官取代舊器官時，還能更換成人幹細胞，以提升再生能力。雖然這聽起來像是好萊塢的幻想橋段，但我們可以想像以注射幹細胞的方式來對抗老化。這個方法原本是為負責製造骨骼、肌肉、軟骨和脂肪的間質幹細胞（mesenchymal stem cell）而開發。在一項實驗中，研究人員從年輕小鼠分離出間質幹細胞，注射到老年小鼠體內。研究人員原本的用意是檢視注射間質幹細胞是否能治療骨質疏鬆症，那是老年人骨密度降低、因而變得虛弱的病症。這種疾病的原因可能就是幹細胞無法製造用於維護骨骼的細胞。不過讓研究人員驚訝的是，這種療法不只增進了骨骼健康，還使小鼠活得更久。這雖然不一定代表在人類身上也有相同的效果，但有些醫美手術已開始使用間質幹細胞來再生曬傷的皮膚，還有一些診所以間質幹細胞來治療各種運動傷害。

總的來說，無論討論的是細胞重編程、器官更換或注射幹細胞，幹細胞研究未來無疑都將開發出許多對抗老化的療法。

血液奇蹟

1920 年代初期，一位心事重重的蘇聯科學家在莫斯科漫步，懷抱著對人類未來的偉大願景。

這位科學家波格丹諾夫（Alexander Bogdanov）是作家、哲學家、醫師，也是共產主義信徒。他不是怕被送到西伯利亞的那種共產主義者，而是連最忠誠的同志也相形見絀的鐵桿信徒。波格丹諾夫受自己的科幻小說、政治理想和單細胞生物研究影響，相信人類應該彼此共享血液。這是邁向理想共產社會的必要步驟，波格丹諾夫猜測它還可以當成逆轉老化的療法。他一直是行動派；運用他在克里姆林宮中的影響力，他很快就獲得機會，在莫斯科成立輸血研究所。波格丹諾夫把握時間，馬上就開始執行輸血，當然，他自己也是受試者之一。

起初一切都依計畫進行。波格丹諾夫在兩年內參與了十次輸血，認為這幾次輸血都很成功。一位朋友甚至說波格丹諾夫看起來比實際年齡年輕了十歲。不過最後，波格丹諾夫的好運

結束了，他的第十一次輸血發生大問題。時至今日，我們仍不清楚當時的實際狀況。可能是輸血的另一方患有瘧疾和結核病，導致波格丹諾夫對血液本身產生免疫反應，而這一切都發生在一個政治人物經常以各種花樣互相謀殺的國家裡。

無論發生了什麼事，波格丹諾夫在輸血後兩星期因為腎臟和心臟併發症去世，享年 54 歲。

★ ★ ★

波格丹諾夫當然不是第一個嘗試輸血的科學家。事實上，他的古怪程度在這個領域中也不算多特殊。輸血實驗開始於 1864 年，法國科學家伯特（Paul Bert）認為把兩隻小鼠縫在一起是個好主意——至少有部分原因是為了證明他可以做到。這個惡名昭彰的實驗得到成果，伯特發現小鼠的循環系統在手術後自動融合，這意味著被迫連體的小鼠開始共享血液。這個怪異的現象稱為連體生活（parabiosis），未來數十年，其他科學家偶爾也會進行相關研究。除此之外，他們的實驗也為器官移植鋪下坦途。

雖然有許多古怪的人投入這個領域，但在伯特的首次實驗過去將近一百年後，科學家才開始研究以連體生活對抗老化。美國研究學者麥凱（Clive McCay）首先嘗試把年老和年輕小鼠縫合在一起，觀察兩者對彼此的影響。

為何龍蝦不會變老，
水母會逆齡，人類卻無法？

不過這些實驗都不長久，很快就消聲匿跡。後來到了 2005年，美國史丹福大學某個研究團隊重新提出這個概念。這幾位科學家同樣把兩隻年齡不同的小鼠縫合在一起。他們發現，這麼做會使年老小鼠的再生能力提高，也就是讓牠回春，但同時也會使年輕小鼠變得衰弱。換句話說，這兩隻老鼠共享血液後，身體狀況似乎彼此趨近。這樣的發現在吸血鬼幻想小說裡或許合理，但這些科學家感到相當困惑。血液怎麼可能改變再生能力？有人認為青春的幹細胞能從年輕小鼠轉移過來，定居在年老小鼠體內。這些年輕小鼠細胞或許能解釋年老小鼠的身體狀況為什麼會突然變好，不過事情其實不是這樣：再生實際上來自年老小鼠自己的幹細胞。年輕的血液似乎能喚醒年老的幹細胞，使它再度變得年輕。這個效果也和血球無關。研究指出，要讓小鼠返老還童，只需要**血漿**，也就是不含血球的血液。血液之外的液體含有各種荷爾蒙和營養，以及各種蛋白質。我們已經知道血液的成分會隨我們年齡漸長而改變，但以往許多科學家認為這只是老化的下游效應。連體生活實驗提供了一個線索，指出因果箭頭或許還指向其他方向：血漿改變可能不是老化的結果，而是老化的**原因**。

★ ★ ★

企業家當然不會放過借助年輕血液返老還童的故事。畢竟出錢讓年輕人捐出血液，再以高價賣給年邁的億萬富翁是門相

當容易的生意。輸血是常見的醫療程序，所以要找到合格的執行人員倒也不難。開業於 2016 年的美國公司 Ambrosia 就有這樣的商業計畫，但後來美國食藥局發布警告，這家公司隨即停業。我們對這件事的瞭解遠不足以證明其中有什麼醫學效益。而宣揚「不死」的說法對這家公司的可信度也沒有幫助。

幸運的是，其他公司運用這項研究的方式比較嚴謹。這些公司想找出是年輕血液中的哪些因素在年老小鼠體內產生了回春效果。我們知道不可能是血球，所以很可能是某種可溶性蛋白質。如果我們運氣夠好，它可能是單一或少數幾種蛋白質。如果運氣不好，它將是所有因素彼此結合的生化迷宮。如果情況真是後者，或許血漿就已經是最後的解答，而不需進一步縮小範圍。目前有幾項臨床試驗朝這兩方面研究，其中有些甚至已經發表結果。舉例來說，有一項試驗為阿茲海默症患者輸入年輕人的血漿，結果……沒有幫助。

雖然年輕血液的研究仍在進行，但新的研究卻開始懷疑能真正解釋回春效果的因素究竟是什麼。年輕血液當然可能含有所謂的「抗老化因子」，也就是讓我們永保青春的分子。但**年老**血液的成分其實更重要。有研究指出，我們其實不需要把年老血液換成年輕血液，同樣能讓年老小鼠回春。只要把血液換成含有少許蛋白質的鹽水，就能產生相同效果。也就是說，如果我們抽出年老小鼠的少許血液，換成含有蛋白質的鹽水，同樣可以讓牠返老還童。這點告訴我們，這些實驗真正重要的不

是我們加入什麼，而是**取出**什麼。年老血液可能含有會增加小鼠負擔的「促老化因子」，消除這類因子對身體有益。

這項發現格外有趣，因為我們知道人類身上有一項更自然的實驗可以用來比較，這個實驗就是捐血。在常見的捐血程序中，我們會失去大約半公升血液。起初身體會以體內其他部分的液體取代失去的血液量，在接下來的幾星期中，身體會補足血球和血液中的各種成分。這表示捐血者將與鹽水實驗中的年老小鼠體驗到大致相同的狀況。如果偶爾抽出少許血液具有延年益壽的效果，應該能在捐血者身上看得出來。丹麥就有一項研究對此進行探討，而且證實了這個效果的確存在。捐血者的壽命確實比一般人長；即使考慮到捐血者基本上比較健康這點，這個效果依然存在，畢竟能捐血代表身體本來就不錯。有趣的是，捐血者捐血次數越多，效果越明顯。當然，這個效果不能算很大，我們不可能因為開始捐血而長生不老。但捐血本

放血捲土重來

放血和健康的關係已經不是新點子。歷史上大多數時間，放血都是常見的醫療行為，但基於某些原因，通常由理髮師執行。找理髮師剪頭髮，接著放點血，曾經是相當正常的事。事實上，理髮店三色柱上的紅色，代表的就是以往在理髮店放的血。當時的人認為定期放血對健康有諸多益處，但這個想法的根據是民間說法，而不是科學研究。結果人們用放血來治療**所有**情況，甚至包括槍傷。

來就是好事，所以還是值得一做。

那麼，捐血對健康的益處從何而來？一個可能的原因還是激效作用。失去半公升血液對身體來說是種壓力因子，而且是人類在演化下可以輕鬆應對的。現在我們很少失血，但人類以往曾經必須應付各種吸血的腸道寄生蟲，也經常使用各種利器彼此打鬥。此外，先前曾經討論過，老舊血液可能含有促老化因子，也就是某些助長老化的因子，消除這些因子對我們有益。果真如此，元凶可能有好幾千個，但其中格外有趣的是鐵。

鐵的作用是這樣的：我們捐血時會失去大量紅血球。紅血球的功能是把氧從肺部輸送到體內各處。紅血球以血紅素（haemoglobin）這種蛋白質輸送氧，而每個血紅素蛋白質都含有鐵分子。事實上，紅血球（以及血液）的紅色就是來自鐵。因此在我們捐血時，會失去許多含鐵的紅血球，而這些紅血球必須被補足。當我們製造新的紅血球時，則需要使用儲存在細胞中的鐵製造血紅素，因此捐血將使體內鐵的濃度降低。

失去大量的鐵聽起來似乎不怎麼健康，畢竟我們經常警告大眾鐵質攝取**不足**的問題。但鐵其實會出現在某些相當恐怖的地方。舉例來說，阿茲海默症和帕金森症患者大腦中的病變區域鐵含量往往異常，而腦中鐵濃度特別高時，阿茲海默症的病程也較快。同樣地，在血管內隨年齡積聚的斑塊中，鐵含量特別高，這類斑塊可能導致心臟病發和中風。甚至有隨機對照試

為何龍蝦不會變老，
水母會逆齡，人類卻無法？

驗指出，醫師以抽血方式降低受測者體內的鐵濃度，因而降低了罹癌風險。這項試驗共有一千三百名受測者並分為兩組，一組定期抽血，另一組則否。試驗結束後，定期抽血者的癌症病例低了 35%。而抽血組中的罹癌者，存活率則高出 60%。

遺傳研究也支持鐵代謝和長壽之間的關係。讀者是否還記得先前提過的全基因組關聯分析研究？科學家以這種研究找出哪些遺傳變異會形成我們的各種表徵。我們知道遺傳變異能影響免疫系統、生長、新陳代謝，以及與老化有關的殭屍細胞的生成。但除此之外，研究中也提到了鐵。至少，遺傳上鐵濃度較高的人，壽命似乎比其他人短。這個發現有實際血液測定值的支持：在一項涵括九千名丹麥人的研究中，科學家觀察鐵蛋白（ferritin）在體內的含量，這種蛋白質負責把鐵儲存在體內。我們體內的鐵越多，鐵蛋白就越高。丹麥的這項研究發現，較高的鐵蛋白值與早死風險較高有關，尤其是男性。

但這不表示體內鐵量**過低**不危險。含鐵量過低相當危險，對於每個月都會流失一些血液（因此也會流失鐵）的更年期前女性尤其如此。但鐵過多的危險則暴露了我們對健康的想法經常有個漏洞，就是「**越多越好**」。許多人服用各種保健食品，認為每樣東西都多攝取一點有何不可？服用綜合維他命背後的理由也是如此。我們說不定缺少了什麼，所以最好**每樣**都多吃一點。可惜生物學不認為如此。一項稱為愛荷華州婦女健康研究（Iowa Women's Health Study）的大型研究，很好地說明了

這個想法的漏洞。在這項研究中，科學家追蹤 39,000 名女性，發現服用鐵質補充品的女性早死風險高於沒服用的女性。服用綜合維他命也是如此，因為綜合維他命裡一定含有鐵。

平心而論，要不是因為人體在調節營養和維他命時大多做得很好，「越多越好」這個想法原本應該會造成更多問題。在許多狀況下，就算我們某種物質攝取太多，身體都能加以排除。但鐵剛好是個例外。人體沒有排除鐵的系統，我們只能被動地藉由排汗、死亡細胞和出血來排除一點點鐵，但我們沒有專門的機制來排除突然攝取過多鐵的情況。原因可能是人類以往的飲食中鐵質攝取較少、有吸血性腸道寄生蟲，而且比較容易出血，所以沒有鐵質過多的問題。但現在狀況不一樣，鐵很容易隨年齡而累積在體內，男性尤其如此。有個極端的例子是遺傳性血鐵沉積症（Hereditary haemochromatosis）。這種遺傳性疾病會使患者由飲食吸收的鐵質比一般人多。如果沒有發現和治療，患者體內的含鐵量會變得極高，開始出現糖尿病、疲勞和關節酸痛等各種疾病，最後死於癌症或心臟併發症。除非患者借助抽血降低體內的含鐵量，在這種處置下，這個疾病或許才會變得無害。

幾乎各種疾病都和鐵過多有關，一定有其原因。有個可能是鐵能促進自由基形成，而鐵能刺激我們先前提過的瓷器店裡的公牛。沒錯，我們也已經明白自由基的問題沒有科學家以往認為的大，少量自由基甚至還對人體有益，因為它能產生激效

凱爾特人的詛咒還是維京人的疾病？

遺傳性血鐵沉積症幾乎可說是專屬於歐洲人的疾病。該疾病曾被稱為「凱爾特人的詛咒」，因為它在愛爾蘭的罹患率特別高。另一個理論是這種疾病透過維京人四處散播。因為這種疾病在斯堪地那維亞半島的罹患率也相當高，而且科學家指出，在維京人曾經劫掠和定居的地區，這種疾病的罹患率也比較高。遺傳性血鐵沉積症和許多遺傳性疾病一樣，必須同時由雙親同時遺傳到有突變的基因才會發生。如果只遺傳到一個遺傳變異，不會罹患這種疾病。這種病症顯然不具演化優勢，但科學家猜測這個遺傳變異之所以變得普遍，是因為帶有一個突變基因可能有益。也就是說，遺傳性血鐵沉積症的遺傳變異之所以持續存在，原因或許是帶有一個突變基因的人身體比一般人好，就算兩個突變基因會讓身體變得很差。這裡說的好處是指，這種突變基因可能有助於農人以穀物比例較高但鐵含量低的飲食生存，但也有其他可能。其中的機制是稍高的鐵濃度可能有助於提高紅血球數量，進而提升需氧運動的能力。

舉例來說，一項研究發現，曾在世界級競賽中獲得獎牌的法國田徑選手，有 80% 具有一個遺傳性血鐵沉積症的遺傳變異，一般法國人具有一個遺傳變異的比率低得多。其他研究也指出，與不具有此變異的人相比，具有一個基因變異與身體耐力較高有關。

作用。不過一如往常，激效作用的關鍵在於劑量。如果超過身體能修復的危險值，壓力因子將會造成傷害，縮短壽命。

　　但還有一種可能性能夠解釋含鐵量與長壽之間的關聯：**微生物喜歡鐵**。所有生物都需要鐵，細菌和真菌等微生物也不例外。事實上，鐵對細菌生長的作用幾乎和肥料相同。無害的感染和可能威脅生命的感染之間，差異可能就在細菌如何取得自己需要的鐵，或是有多少鐵可用。這點在開發中國家已經造成問題，許多兒童缺鐵。長期缺鐵可能影響生長和認知發展，所以世界衛生組織建議服用鐵補充品，防止缺鐵。不過鐵補充品有個缺點，就是可能提高兒童感染瘧疾和各種細菌的風險，而且補充品也可能使感染更加嚴重。

　　演化其實已經把這些知識寫入我們的體內。鐵的獲取是對抗感染時最重要的戰場。如果免疫系統偵測到感染，身體就會立刻開始製造儲存鐵的鐵蛋白。如此一來，就能把鐵鎖在分子籠中，讓微生物無法取得。同樣地，感染也會使身體製造更多鐵調素（hepcidin）。這種蛋白質可阻止我們由食物攝取鐵。接下來，就讓我們更深入地探索微生物的世界。

— 14 —

微生物努力繁衍

1847 年，匈牙利裔德國籍醫師塞梅爾維斯（Ignaz Semmelweis）帶著沉重的心情走在維也納街頭。

塞梅爾維斯是產科醫師，專精於懷孕與生產過程，在維也納綜合醫院負責產科病房。這所醫院設立了兩個診療所，為維也納的貧窮女性提供免費生產照護。因此，其中一個診療所負責訓練新的助產士，另一個診療所負責訓練新醫師。

但讓塞梅爾維斯沮喪的是，兩個診療所的生產死亡率差距相當大。在訓練助產士的診療所中，有 4% 的母親在生產中死亡，但在訓練新醫師的診療所中，母親死亡率超過 10%。死亡原因是稱為「產褥熱」的神祕疾病。

可憐的維也納女性很清楚這個死亡率差異。她們會在準備生產時極力要求前往比較安全的診療所，有些女性甚至表示寧願在路邊生產，也不願冒險讓年輕醫師照顧。

塞梅爾維斯對這種狀況深感憂心，而且盡了一切能力找出原因。他試著統一兩個診療所的所有程序和器材，但死亡率還是沒有改變。

　　有一天，塞梅爾維斯的朋友柯勒希卡（Jakob Kolletschka）在驗屍時不小心被學生的手術刀劃傷。傷口使柯勒希卡嚴重感染，不久他後便去世了。解剖柯勒希卡的屍體時，醫師發現他的屍體和死於產褥熱的產婦有可疑的相似之處，這引起了塞梅爾維斯的注意。

　　當時，醫師經常在執行驗屍後直接協助分娩，也就是在解剖屍體後馬上接生。塞梅爾維斯認為其中有些關聯：他推測，醫師可能把屍體上的「屍體粒子」帶到了產婦身上。經過一番思考，他主張使用次氯酸鈣洗手可以消除這類微粒（也就是現在游泳池消毒用的「氯」）。他立刻規定院內所有醫師接近產婦前都必須洗手。

　　這項新規定確實帶來塞梅維爾斯所希望的突破，醫院的死亡率大幅降低。在當年實施洗手規定前的 4 月，產婦死亡率是 18.7%；到了 6 月只有 2.2%。到了 7 月，死亡率再降到 1.2%。

　　塞梅維爾斯立刻向醫學界報告這個發現。這件事相當重要，可能挽救無數生命。但令塞梅維爾斯吃驚的是，醫學界的反應非常不友善。有些醫師非常生氣塞梅維爾斯指出他們不清潔。還有些醫師指出，塞梅維爾斯的觀察並不符合當時的主流

科學理論。

有一位批評者是普受敬重的丹麥產科醫師雷維（Carl Levy），同樣因為哥本哈根的生產死亡率居高不下而感到苦惱。雷維寫道，認為某種看不見的微小粒子可能造成這麼嚴重的疾病，是件十分荒謬的事。維也納的數字一定只是巧合。

可憐的塞梅維爾斯奮力對抗來自各方的批評聲浪，長達數年之久。他寫了許多信給醫學機構的知名人士，但都沒有任何幫助。重重阻礙最後使他大感憤怒，指控反對者是殺人犯。不久之後，他每次講不了幾句話，話題就會轉向生產死亡率和洗手之上。

一段時間後，塞梅維爾斯的精神狀態開始惡化。1861 年，他罹患嚴重的憂鬱症，不久後開始出現精神衰弱現象。幾年之後，他被送進精神病院。他在這裡被警衛毆打，引起感染，最後諷刺地死於敗血症，享年 47 歲。

★ ★ ★

幸運的是，在塞梅維爾斯去世時不久，其他人在微生物學方面也有了大幅進展。分別來自歐洲「三巨頭」，也就是法國、英國和德國的三位科學家，協力證實了微生物可能導致疾病。首先，法國科學家巴斯德（Louis Pasteur）證明微生物並非從

空氣中無中生有，這與當時大眾的想法不同。此外他還發現，微生物是啤酒和葡萄酒發酵的原因（產生酒精的過程），而食物腐敗的原因也是微生物。

巴斯德指出，防止食物腐敗的方法有三個：高溫（加熱殺菌法）、過濾和化學處理。這個說法給了英國外科醫師約李斯特（Joseph Lister）一個靈感。當時，患者接受手術後經常發生感染。李斯特認為或許能用化學處理避免感染，而開發出消毒手術器材和傷口的方法。後來，德國科學家柯霍（Robert Koch）開發出在實驗室中培養細菌的方法，最後開始探討特定細菌與肺結核、霍亂和碳疽病等疾病之間的關聯。

當然，這些進展都是在持續抨擊下逐漸進行的。但一段時間之後，證據越來越明確，連最固執的批評者也不得不認可。

我們現在或許很難瞭解，人類曾經相信細菌會從空氣中憑空產生，或是醫師曾經認為解剖屍體後轉而照顧患者沒洗手也沒關係。但當年對這些新概念的激烈反彈更加痛徹人心。

現在，我們已經開發出許多武器來對抗微生物。我們有抗生素可以消滅以往危害人類的細菌。我們有疫苗可以預防以往會使人類失能、甚至喪命的疾病。我們還有許多關於衛生、感染途徑和消毒等方面的知識。

人類似乎一度可以宣告自己在對抗微生物的古老戰爭中取

為何龍蝦不會變老，
水母會逆齡，人類卻無法？

得了勝利。

但真的是這樣嗎？

★ ★ ★

1980 年代初期，在澳洲的伯斯市，病理學家華倫（Robin Warren）發現從消化性潰瘍患者取得的實驗室樣本有些奇怪。他仔細檢查樣本，發現所有樣本都有小小的螺旋狀細菌。華倫聯絡年輕的醫師馬歇爾（Barry Marshall），於是馬歇爾立刻著手研究。

當時的人認為消化性潰瘍的病因是壓力，當然與細菌無關。科學家大多認為華倫發現的螺旋狀細菌一定源自於實驗室，可能是樣本遭到汙染所致。然而，華倫和馬歇爾不這麼認為，並且決定繼續研究這個神祕的微生物。

第一步是分離出細菌，並在實驗室中培養。他們找了一百名消化性潰瘍患者，為每個人進行採樣。不過結果讓人失望，所有樣本都沒有培養出菌落。他們不斷嘗試，最後好運終於降臨在他們身上。一般說來，依照當時的習慣，患者樣本會在培養皿中培養兩天。但在偶然之下，因為科學家在復活節時休假，所以有一個培養皿放了整整六天，因此螺旋狀細菌有時間長出菌落。

華倫和馬歇爾認為自己發現了消化性潰瘍的真正原因。它的病因不是壓力、飲食、缺乏運動，也不是教科書上說的其他原因，而是這種微小的螺旋狀細菌。

他們和有興趣的人分享這個發現，但得到的回應相當冷淡。科學界同儕主張細菌性疾病早就成為歷史，這類疾病都已經被發現，並在抗生素問世之後遭到消滅。現在，科學家正在研究複雜得多的理論，尋找細菌已經不酷了——此外，消化性潰瘍也不可能像這兩個澳洲人講的那麼簡單。細菌不可能生存在嚴酷的胃酸中。

另外，每個人都**知道**消化性潰瘍的原因是什麼，而且使用制酸劑緩和症狀是個規模龐大的產業。當時有 2~4% 的美國人隨身攜帶制酸劑，這是門很大的**生意**。

★ ★ ★

但是，華倫和馬歇爾其實不是最先指出細菌感染和消化性潰瘍有關的科學家。19 世紀晚期，幾名研究學者在取自消化性潰瘍患者的實驗室樣本中觀察到細菌。20 世紀初期，日本研究學者甚至從貓身上分離出可疑的螺旋狀細菌，能在天竺鼠體內造成消化性潰瘍。

不過這個理論一直沒有被接受。1950 年代，最後一絲希望

也滅絕了。當時一位著名的病理學家決定檢驗這個理論，而在消化性潰瘍患者身上尋找細菌，但因為使用的方法錯誤，所以一無所獲。

後來，這個想法被排除在科學意識之外，但偶爾會再度出現。舉例來說，有一位希臘醫師用抗生素治療自己的消化性潰瘍，也用這個方法治好了患者。但是沒有科學期刊願意發表他的發現，製藥公司對這種療法也沒有興趣。唯一的回報是希臘政府對醫師罰款，還把他送進法院。

所以，反對細菌造成消化性潰瘍的理論其實不是新鮮事。華倫和馬歇爾說服了幾位微生物學家，這些微生物學家都認為細菌是古往今來最有趣的東西。但除此之外，他們的理論被一篇篇宣稱壓力、飲食和胃酸的論文掩蓋了下來。

這兩位澳洲人在動物身上無法證實他們的理論。他們試圖用這種螺旋狀細菌讓豬和小鼠等各種動物罹患潰瘍，就是無法成功。

最後，華倫和馬歇爾感到無計可施。他們知道自己的理論沒錯，甚至也用抗生素治好了患者。世界上的其他醫師也都能治好患者，但前提是華倫和馬歇爾必須想辦法說服必要的有關單位。唯一的選擇是直接在人類身上證明他們的理論，但要怎麼做才好呢？

馬歇爾秉持澳洲人的膽量，決定把自己當成天竺鼠。他從患者身上分離出螺旋狀細菌，讓它在培養皿中生長，再把細菌吞下肚。幾天之後，他真的生病了。十天後，細菌已經充滿他的胃，使他產生消化性潰瘍的前兆。馬歇爾仔細記錄之後，使用抗生素消除感染，治好了自己。

這項大膽的自我實驗已經足以把風向帶往兩位澳洲科學家這邊。直到十年後，反對這項理論的聲音才徹底消失（此時制酸劑的專利已經到期）。不過，這種稱為幽門螺旋桿菌（*Helicobacter pylori*）的螺旋狀細菌，不僅是消化性潰瘍的主要原因，也是大多數胃癌的元凶。

對兩位堅持不懈的澳洲科學家而言，勝利的結果是甜美的。2005 年，華倫和馬歇爾以這項發現，獲得科學界的最高榮譽諾貝爾獎。

★ ★ ★

很久很久以前，我們對微生物導致疾病的想法是這樣的：我們感染某種微生物，例如某種細菌或病毒，就會得到對應的疾病。這是華倫和馬歇爾遭遇反對的原因：他們努力證明幽門螺旋桿菌導致消化性潰瘍和胃癌，但有些人的胃裡有幽門螺旋桿菌卻沒有生病。儘管如此，這種細菌確實是原因，那麼消滅細菌的方法就是藥物。然而，我們和微生物之間的關係比我們

以往所想的複雜得多。

　　曾幾何時，我們以為人類體內應該沒有細菌。但近幾十年來，科技進展揭穿這個想法完全錯誤。我們其實和好幾兆個非人類生物共同生活，這些生物稱為微生物體（microbiome）。事實上，我們體內來自外界的細胞比我們自己的細胞還多。這些生物（包含細菌、病毒、真菌等）生活在我們的皮膚、嘴巴、腸道系統等各處。我們可以把這種狀況想像成雨林中的一棵樹。這棵樹雖然希望不受打擾，卻有各種昆蟲、爬蟲類、鳥類、哺乳類，甚至其他植物寄居在它身上。同樣地，我們不只是一個人，而是一個生態系。

　　我們體內的微生物有些對我們有益，也有些對我們影響不大，最後還有些是我們不希望存在的。有益的微生物包括具有重要生物功能的細菌，例如腸道系統中有助於消化的細菌。有個例子是細菌可以使用人類無法消化的膳食纖維，製造可促進健康的丁酸。還有個例子是前面曾提過的一種細菌，即能製造促進自噬作用的亞精胺。但還有其他（更奇怪的）微生物協助我們的例子，例如能分解乳酸、防止乳酸堆積，進而幫助跑者的腸道細菌。

　　還有些微生物之所以對人體有益，是因為它們能協助我們抵抗**其他**微生物。我們知道，腸道（和其他地方）的生態系依靠爭奪食物和空間來維持平衡。腸道細菌時刻都在彼此推擠、

彼此打鬥，甚至彼此吞噬。有些腸道疾病就是源自這種平衡遭到破壞，例如抗生素療程消滅有益的細菌，讓有害的細菌大幅擴張領土。

雖然認為某些微生物能夠協助我們是件不錯的事，但我想強調這不是出自某種同理心。我們體內的微生物只會關注自己。因為它們住在我們體內，所以協助我們有時也對它們有利。但如果形勢改變，傷害我們對它們有利時，它們也會很樂意這麼做。

舉例來說，假設有一種無害的細菌靜靜地生活在體內某個地方。這種細菌偶爾繁殖，但是在我們的免疫系統控制之下。某個時候，有個突變改變了這種細菌，使它突然可以躲過我們的免疫系統。這可能會使這種細菌大量增加，有助於打敗競爭者，更容易散播到新宿主身上。不過，這樣也可能傷害我們，因為這種細菌將會開始消耗寶貴的資源，甚至可能造成不好的結果。顯而易見地，如果這種細菌做得太過分，最後使我們喪命，它們也會失去家園。但就演化觀點而言，只要能幫助這種細菌散播，有時這也是可接受的代價。這種做法既邪惡又自私，但這當然不是實際經過思考的行為，而只是單純的演化。微生物只要能繁殖得更多，就能取得優勢。

微生物最常定居的地方是皮膚和消化道。它們在這裡能取得食物，而且免疫活動較少，因為這兩個地方都是身體表面，

而不是內部（嘴巴有個孔洞一直通到底，所以消化道表面也應該算是身體的「外側」）。但微生物生活的地方不只是身體的「外側」，事實上，就連我們以往認為沒有細菌的器官中也充滿了微生物。

就拿血液來說好了。醫療科學以往認為我們的血液是無菌的，但我們現在知道實際並非如此。當我們在適當條件下培養捐血者的血液樣本時，可以看到血液長出各種微生物（年輕血液的祕密說不定就是其中的有害微生物較少？）

大腦是個更極端的例子。以往我們認為大腦一定沒有細菌，因為它受血腦屏障（bloodbrain barrier）的保護。顧名思義，血腦屏障是分隔血液和大腦的屏障。氧和養分能通過這道屏障，但大多數分子無法進入大腦。要以藥物治療精神疾病格外困難，也是因為這個理由。大腦是人類最重要的器官，所以嚴密保護不讓微生物進入，聽起來似乎相當合理。

儘管如此，大腦中還是有微生物。事實上，科學家已在大腦中發現了兩百多種微生物，而且看起來還不只這麼多。的確，我們想得到的任何地方都有微生物，而且連肌肉、肝臟、胸腔等地方也都有微生物。

重點是這些微生物不是靜止不動的，而是會隨時影響我們體內的一切。事實上，它們還影響我們的醫療工作。研究指出，有一半以上的常用藥物在從腸道進入身體之前，就已經先被細

菌改變了。

延長壽命但控制大腦的寄生蟲

有一種絛蟲綱的寄生蟲在鳥類和螞蟻之間循環。這種絛蟲會寄生在啄木鳥等鳥類的腸子裡，牠們的卵會隨鳥類的排泄物排出。螞蟻吃下受到汙染的排泄物後，絛蟲就會在螞蟻的腹內孵化及定居。在螞蟻的腹內，牠們有穩定的養分可以維持生活。但是絛蟲最終的目標是回到鳥類的腸子裡，因為牠們只能在那裡產卵。這種生命週期相當奇怪。為了達到目的，絛蟲需要完全控制螞蟻。這樣的好處（如果說感染了能控制大腦的寄生蟲有什麼好處的話）是絛蟲找到了延長宿主壽命的方法。被寄生後的螞蟻壽命將比未被寄生的螞蟻長三倍以上。

不過我們還不完全清楚其中的狀況。當然，這種寄生蟲不是想幫助螞蟻，只是想讓螞蟻活得久一點，好讓牠更有機會被鳥類吃下肚。如果鳥類真的出現了，這種寄生蟲將會無情地背叛宿主。絛蟲能阻斷螞蟻天生的恐懼反應，所以螞蟻不但不會逃跑，反而會無助地留在原地，眼神空洞地看著天空。

為何龍蝦不會變老，
水母會逆齡，人類卻無法？

— 15 —

顯而不易見

1960 年代，美國開始施打麻疹疫苗，兒童幸運地不再感染麻疹。但事情不只如此。突然間，美國兒童死於各種傳染病的風險也大幅降低。不比同時，其他施打疫苗的歐洲國家也出現了相同的狀況。但一種疫苗為什麼能預防原本目標以外的其他疾病？

麻疹病毒和其他侵襲我們的病毒一樣，並不大喜歡我們的免疫系統。免疫系統裡的細胞隨時都在偵察入侵者，一旦發現不速之客就會立刻採取行動。麻疹等病毒的應對方式是躲藏起來，有時瞞騙免疫系統，有時也會反擊。在我們的一生中，這場免疫系統和各種微生物的戰爭持續不斷，這一刻也在我們體內進行著。

病原體演化出各種武器來攻擊免疫系統，但麻疹病毒發現了一種格外有效的方法：它能造成一種相當於讓免疫記憶喪失的狀況。一般說來，免疫系統中的某些細胞能保留關於先前對

手的記憶。這個做法相當巧妙，因為如果免疫系統再次遭遇相同的對手，就能減少反應時間。此外，免疫系統已經有了個經過驗證的作戰計畫，可以讓感染沒機會坐大。這類免疫「記憶」是疫苗幫助我們預防疾病的原因，也是因為這個緣故，有些疾病我們一生只會得一次，例如水痘等。

不過，當麻疹病毒造成免疫系統「失憶」時，這些寶貴資訊全都流失了。這不僅對麻疹病毒而言有利，對其他各種細菌和病毒也有益處。這些病原體一下子可以更輕鬆感染我們了。因此，感染麻疹病毒也讓我們更容易發生各種感染。事實上，根據估計，在兒童感染**其他**疾病死亡的例子中，有一半是由曾經感染麻疹病毒造成的。

這類連續攻擊在感染領域相當常見。起初感染先打出一記右直拳，第二次感染藉著混亂再打出左鉤拳，從中獲取利益。一方面，這個原理說明了疫苗為什麼是醫療科學領域的無冕王。但這也是個壞消息，因為現在仍有許多危險的微生物沒有疫苗可以抵抗。

有個很好的例子是 HIV，也就是導致愛滋病的病毒。HIV會攻擊免疫系統中的 T 細胞。我們可以把 T 細胞想成免疫系統中的將軍，因為它負責指揮我們的免疫反應。當 HIV 攻擊T 細胞，而 T 細胞最終被打敗，就會讓免疫系統變得越來越衰弱，最後無法抵抗各種微生物。這導致感染 HIV 的患者很

容易感染一般狀況下無害的病原體。通常在我們身體表面和內部安靜生活的微生物發現機會來了，開始失控地生長。寄居在一半以上的人體表面的白色念珠菌（*Candida albicans*）平常無害，這時卻造成嚴重的感染。人類疱疹病毒第八型（Herpes virus 8）也可能從無害轉而造成卡波西氏肉瘤。就連流感都可能致命。

HIV 感染的負荷會對身體造成影響，即使現在已有抗 HIV 藥物，可以讓患者存活得比以往更久，但患者還是會比未感染者更早死亡。此外，患者罹患各種疾病的風險也會提高，包括癌症和心血管疾病等。事實上，感染 HIV 本身就會提高生物老化速率。HIV 患者的生物年齡會比以表觀遺傳時鐘測定的實際年齡大五到七歲。

★ ★ ★

幸運的是，我們對抗 HIV 的行動持續有所進展，它對健康的威脅也比以往減輕許多。只要採取正常的預防措施，通常很難感染 HIV。然而，還有許多更常見的感染同樣可能加速老化。事實上，感染本身似乎就會使我們老化得更快。感染次數越多、程度越嚴重，老化得越快。現在的人看起來比以往同齡的人年輕許多，可能就是這個原因。在一百年前，一位中年人從小就會經歷多次感染，這代表他們比現在的中年人看起來更

蒼老，坦白來講，就是耗損得更多，因為現在的人從小就有疫苗保護。

我們用疫苗消滅了許多曾經導致我們殘廢甚至喪命的病毒，但仍然有些可怕的病毒留存到現在。有個例子是巨細胞病毒（CMV）。讀者或許沒聽過這種病毒，但它其實是相當常見的感染原因。在開發中國家，幾乎每個人在成年前都感染過這種病毒。已開發國家的感染率比較低，但大多數人仍會在一生中的某個時刻感染它。

CMV 是一種人類疱疹病毒，和造成唇疱疹的病毒相仿。CMV 不會造成唇疱疹，但它和其他人類疱疹病毒一樣是慢性的，一旦感染便無法消滅。

CMV 可在人和人之間藉由體液傳染，能感染體內許多種細胞。這種病毒侵入細胞之後，會併入細胞的 DNA 中，劫持細胞供它使用。接著，它會進入活動和休眠交替的生命週期。CMV 活動的時候會迫使被感染的細胞製造更多 CMV，把感染擴散到其他細胞或其他人。我們的免疫系統發現 CMV 正在製造問題，就會開始反擊。不過 CMV 可以隨時退回休眠狀態，以此逃避攻擊。接著它會躲起來，等待下一次甦醒的機會。CMV 感染的慢性特質使免疫系統非常抓狂。在被感染的成人體內，最多會有 10% 的重要免疫細胞忙於遏阻這種病毒。這顯然會耗盡免疫系統的資源，使它疏於防範其他對手。如此一

來，CMV也會提高許多其他感染的可能性。

但以上這些讀者可能都不會注意到，CMV感染基本上沒有症狀（但嬰兒例外，它可能導致聽力喪失）。然而，科學家使用表觀遺傳時鐘發現，感染CMV可能會加速老化過程。它似乎也會在長期影響下提高血壓，甚至促使斑塊在動脈中生成。此外，CMV還會促使被感染的細胞無法執行細胞凋亡，因此提高細胞成為有害殭屍細胞的風險。

由於這些原因，CMV成為疫苗技術首要消滅的目標。不過它不僅躲過了人體的免疫系統，還躲過「加強版」的免疫系統，也就是醫療科學和製藥產業。CMV極難鎖定，由於它對健康的影響一開始難以察覺，因此以往沒有被認真看待，但現在疫苗開發工作已在進行。

還有另一個加快老化過程並導致疾病的病原體，它是CMV在人類疱疹病毒家族中的近親，即人類疱疹病毒第四型（EBV）。EBV也是慢性感染，而且會導致單核白血球增多症（mononucleosis）。幾乎每個人成年之前都曾感染這種病毒，沒有因此罹患單核白血球增多症的人，通常是在小時候感染的，那時的症狀和感冒相仿，而且比較輕微。

EBV感染人類之後，通常會攻擊免疫系統中的B細胞。在極少數的狀況下，病毒控制這些細胞，會使這些細胞癌化。不過EBV的危害不只如此。很久以前就有人猜測這種病毒可

能導致多種自體免疫疾病，包括多重硬化症、狼瘡、第一型糖尿病、類風溼性關節炎等。一項以美國官兵為對象的大規模研究提出強而有力的證明，指出 EBV 至少和多重硬化症有明確的關係。在這項研究中，科學家發現感染 EBV 使罹患這種疾病的風險提高了三十二倍。但就像前面提到的，很早就有人這麼猜測，但其中的因果關係很難證明。第一，因為許多人感染 EBV 卻**沒有**罹患多重硬化症。第二，因為從初期感染到產生影響，中間可能相隔多年。舉例來說，感染 EBV 後即使過了十五年，罹患多重硬化症的風險似乎仍比一般人來得高。

多重硬化症等自體免疫疾病是免疫系統錯誤攻擊身體的疾病；感染可能導致人體出現這種行為。聽來或許有些奇怪，但原因可說是既有趣又可怕。我們曾經討論過，微生物不喜歡免疫系統，會盡可能地逃避它。如同在叢林中一樣，最好的隱藏方法就是偽裝。為了達到這個目的，細菌和病毒可能會演化出看起來很像人類的蛋白質。我們的免疫系統能分辨身體的細胞和蛋白質是什麼樣子，進而攻擊外來者。這表示病原體可能會偽裝成我們本身的細胞，以此躲避免疫系統的攻擊。然而，當免疫系統發現這類病原體，可能就會造成大問題——我們的免疫系統可能因此錯誤地攻擊自己的細胞。在這類狀況下，病原體並非直接攻擊我們，但它們也不在乎我們的安全，最終它們為了達成自己的目的而對我們造成嚴重傷害。

糟糕的是，即使現在我們已經相當瞭解 CMV 和 EBV 等常

見感染造成的傷害，仍然不容易避免這類傷害。此外，我們很可能其實已經遭到感染。不過，多留意一點還是有價值的。舉例來說，同一個人可能感染 CMV 多次，而且由於這類感染是慢性的，每次感染都會使狀況更加惡化。此外，CMV 和 EBV 可能都只是冰山一角。舉例來說，新冠肺炎封城初期，世界各地早產兒的比例都大幅降低。在這段時間當中，各種病原體都很難生存，因為我們使感染非常難以擴散。因此，早產兒大幅減少的原因可能是早產與我們目前還不知道的病毒或其他因素有關。或者，就新冠肺炎病毒本身而言，它似乎提高了我們罹患各種疾病的風險，包括糖尿病和各種心臟病等。

整體而言，有無數種病毒以人類為攻擊目標，也包含我們目前還不知道的病毒。不難想像有些病毒可能導致老化或疾病，也不難想到這些我們還沒有找出原因的疾病可能與細菌或病毒有關。我們或許不需要特別杞人憂天，但多一點衛教知識，還有施打疫苗，總是不會錯的。

為何龍蝦不會變老，
水母會逆齡，人類卻無法？

— 16 —
勤用牙線延年益壽

　　阿茲海默症是老年人最可怕的夢魘。這種神經退化性疾病會緩緩抹去你一生的記憶，患者最後連自己所愛的人也記不得。這種終結漫長人生的方式相當可怕。

　　這種疾病的特徵是大腦中出現蛋白質斑塊。這類斑塊的成分是一種胜肽，稱為 β 澱粉樣蛋白（amyloid beta），我們可以把斑塊視為小凝塊。目前我們還不清楚為何會形成 β 澱粉樣蛋白凝塊，但我們知道它們可能使大腦發炎，最後導致腦細胞死亡。

　　因此有個顯而易見的解決方案：清除這些凝塊，如果能事先預防它們出現更好。當然這件事說來容易做來難，因為大腦有血腦屏障保護。前面曾經討論過，因為有血腦屏障，所以要把藥物送進大腦非常困難。藥物不僅要具備作用（例如能清除 β 澱粉樣蛋白），還必須能夠進入大腦。為了達到這個目的，必須翻越這座生物學的柏林圍牆。

儘管十分困難，製藥公司其實**已經**開發出能防止大腦中形成 β 澱粉樣蛋白凝塊的藥物，甚至還開發出能**清除**它的藥物。但可惜的是，這種藥物沒有幫助，事實上任何東西都不會有幫助。人類投入數十億美元對抗阿茲海默症，世界各地千萬名傑出的科學家為此投入一生。數百種藥物進行過臨床試驗測試。但儘管投入這麼多的心力，還是沒有結果。原本很有希望的藥物全都失敗。我們沒有找到解藥，連一點點自發性緩解的希望都沒有。我們能做到的只有稍微延緩無可避免的結果。

　　我們可能忽略了什麼？我們一定還不瞭解阿茲海默症的基本特質。還有什麼原因可能造成**全面**退化？針對阿茲海默症的研究並不輕鬆，因為和其他各種疾病不同，阿茲海默症是專屬於人類的疾病。舉例來說，小鼠經常罹患癌症，但就是不會罹患阿茲海默症。為了研究阿茲海默症，科學家必須在小鼠身上人工模擬人類的阿茲海默症病患，再嘗試治療這些小鼠，以求可以把心得轉移回人類身上。

　　說不定是我們對 β 澱粉樣蛋白凝塊在阿茲海默症中扮演的角色有什麼誤解？這樣的可能性很低。我們知道，唐氏症患者罹患阿茲海默症的風險高出許多，罹患年齡也往往很早。唐氏症的原因是多了一條第 21 號染色體，β 澱粉樣蛋白基因就位於這條染色體上。這表示 β 澱粉樣蛋白過多和阿茲海默症同時發生。科學家認為，其他阿茲海默症患者也有類似的狀況，可能是 β 澱粉樣蛋白製造得比一般人多，也可能是清除

能力比較差。不管是哪種狀況，β 澱粉樣蛋白都被視為某種廢物。我們不大清楚它原本的功能是什麼，只是因為阿茲海默症才發現了它。所以整個狀況其實是這樣的：我們體內有一種沒有功能的蛋白質，我們年老時，這種蛋白質會在大腦中形成凝塊，導致我們喪命。

這件事有點難以置信，尤其是人類絕不是唯一體內有 β 澱粉樣蛋白的動物。事實上，這種蛋白質在演化過程中大多有保留下來。猴子有、小鼠有，連魚類都有。這些動物全都有幾乎完全相同的這種蛋白質。這通常代表這種蛋白質具有非常重要的功能。如果一種動物的某個重要基因天生有個突變，牠們的身體通常會比其他動物差，也就是牠們對下一代的貢獻沒那麼大。這表示蛋白質如果很重要，通常會改變得相當慢，而且各個物種之間通常相當類似。

所以，如果 β 澱粉樣蛋白很重要，那麼它的功能是什麼？它很有可能是對抗微生物的武器。我們知道，科學家已經發現，如果把 β 澱粉樣蛋白放進實驗室中的微生物培養液中，可以消滅這些微生物。其方法是包住微生物，使它失去活力及死亡，同時防止微生物漏出。這個機制相當棒，而且不只是發生在實驗室培養液中。如果科學家把細菌注入小鼠腦中，β 澱粉樣蛋白會立刻採取行動，在微生物周圍形成凝塊。結果，缺乏 β 澱粉樣蛋白的小鼠將因為注入細菌而死亡，能使用 β 澱粉樣蛋白的小鼠則可以存活。同時，我們也由阿茲海默症的

遺傳性質得知，免疫系統在病程中佔有一席之地。

　　所以我們顯然已經找到凶器，證明阿茲海默症和微生物有關。現在需要研究的只剩凶手是誰。

　　台灣有一項研究指出了主要嫌犯。幾位台灣學者發現，除非服用了抗疱疹病毒藥物，否則感染疱疹病毒的人罹患阿茲海默症的機率是未感染者的二・五倍。這種抗疱疹病毒藥物能夠抑制病毒，但有趣的是，它也會使感染疱疹病毒的人罹患阿茲海默症的機率回復正常。還有幾個研究團隊在死亡阿茲海默症患者的大腦組織樣本中發現疱疹病毒的蹤跡（但對照組沒有），進一步支持了這個理論。一項研究甚至在 β 澱粉樣蛋白凝塊**中**發現了病毒。研究人員在實驗室中重現了這個效果：如果培養液中的腦細胞感染了疱疹病毒，β 澱粉樣蛋白凝塊就會出現，但若同時加入抗疱疹病毒藥物則不會出現凝塊。這個關聯或許可以解釋我們更早之前在阿茲海默症風險基因中注意到的奇怪發現。先前我們曾經探討過，APOE 基因中某個遺傳變異可能提高罹患阿茲海默症的風險。我們現在發現，相同的基因變異也能使感染疱疹病毒的人得到唇疱疹。該基因變異可能會使人類在對抗疱疹病毒時居於劣勢。

　　然而，阿茲海默症微生物理論的批評者提出反例，指出有些人感染疱疹病毒但卻**沒有**罹患阿茲海默症。但我們已經知道，其實這種狀況十分平常。有些人感染了幽門螺旋桿菌但沒

為何龍蝦不會變老，
水母會逆齡，人類卻無法？

有得消化性潰瘍，有些人感染了人類疱疹病毒第四型但沒有得到多重硬化症。在這兩種狀況下，疾病都是感染的副產品，病原體不直接引發疾病。這可能就是病原體導致某些人罹病，某些人卻沒事的原因。這原因之外還有遺傳特質、不同亞株、感染嚴重程度，以及隨機性或運氣。

不過，接下來的批評就比較有根據了：其實疱疹病毒不是唯一與阿茲海默症有關的病原體。第二號嫌犯是牙齦卟啉單胞菌（*Porphyromonas gingivalis*），它通常生活在我們口中。同樣地，死亡阿茲海默症患者的腦部組織中也發現了牙齦卟啉單胞菌。在某些例子中，這種細菌可能在口中造成嚴重發炎，稱為牙周炎（periodontitis）。這種病症與阿茲海默症（以及心血管疾病）風險提高有關。事實上，甚至還有一項研究檢查了八千名六十多歲參與者的牙齒，發現二十年後，有牙周病的人出現失智症狀的風險較高。無論這兩者間是否有因果關係，請記得常用牙線。

嫌犯名單中再下一名成員是肺炎披衣菌（不要和經由性行為傳播的砂眼披衣菌搞混了）以及白色念珠菌等真菌。同樣地，死亡阿茲海默症患者的腦部組織中有這兩種細菌，但對照組沒有。此時，最好的證據是疱疹病毒，但我們在前面已經討論過，微生物的連續攻擊不算少見。元凶可能是一種微生物，其他只是幫凶，可能是兩者聯手攻擊，也可能根本不是微生物。現在我們還不清楚它們的關係，但由於阿茲海默症今日仍

感染把大腦變成一團漿糊

我們已經知道某些感染可能導致類似阿茲海默症的症狀，其中之一是梅毒，又稱為法國病、義大利病或西班牙病，分別用在義大利、法國和葡萄牙。梅毒的病因是藉由性行為傳播的細菌。這種細菌源自美洲，但在歐洲人來到美洲後散播到世界各地。這種細菌發現自己如魚得水，在抗生素發明之前，梅毒是歐洲精神病院最大的客戶來源。感染多年之後，梅毒螺旋體可侵入神經系統，造成失智和「個性大變」等症狀。人可能因此發瘋。有許多例子指出梅毒破壞大腦內部，最著名的是美國禁酒時期的幫派份子卡彭（Al Capone），他最後因為經常流連妓院而垮台。卡彭在獄中出現妄想行為後，因受到同情而被釋放。他出獄後不久去世，享年 48 歲。

無法治癒，所以我們不妨認真看待微生物理論。

1911 年，病理學家羅斯（Peyton Rous）研究罹癌的雞時，發現一件奇怪的事。羅斯發現，使用取自癌結節的物質，可以把癌症傳播給其他雞隻。但原因不是癌細胞（也不是細菌），因為即使把所有細胞和細菌都過濾掉，結果還是相同。真正的原因是病毒。這是人類首次直接觀察到可以致癌的病毒。

羅斯的研究起初沒有吸引很多人注意，要到多年之後才有人嘗試相同的實驗。1933 年，其他科學家在兔子體內發現致癌病毒。九年後，小鼠體內也發現這種病毒，再九年後又在

為何龍蝦不會變老，
水母會逆齡，人類卻無法？

貓體內發現。這個時候，讀者應該可以猜到整件事情將如何發展。在這段期間內，發現致癌病毒的每個地方，都有人激烈反對病毒可能致癌的說法，尤其是科學家審慎地指出人體內可能也有這種病毒的時候。結果，羅斯直到 1966 年才獲得諾貝爾獎，距離他發現致癌病毒已有五十五年之久，他也成為諾貝爾醫學獎最年長的得主。不過儘管遭遇反對，德國科學家豪森（Harald zur Hausen）仍然於 1970 年代在人類體內發現致癌病毒。這種病毒是人類乳突病毒（HPV），可導致子宮頸癌。先前我們在拉克斯的故事中已提過這種病毒。從那時之後，我們在人類體內又發現許多致癌病毒，包括我們已看過的人類疱疹病毒第四型和人類疱疹病毒第八型，以及 B 型和 C 型肝炎病毒，這兩種病毒可導致肝癌。

現在我們知道，人類癌症大約有 20% 的病因是微生物。除了許多病毒之外，還有致癌細菌，例如我們已相當熟悉、可能導致胃癌的幽門螺旋桿菌，以及和 HPV 同樣可能導致子宮頸癌的砂眼披衣菌（這真的是經由性行為傳播的疾病）。不過在這些細菌和病毒中，HPV 最為可怕。需要說明的是，不是全部的 HPV 病毒都危險。HPV 病毒的種類超過一百七十種，造成問題的大多是可導致癌症的 HPV16 和 HPV18。單單這兩種病毒就佔**全世界**癌症的 5% 左右。這些病例絕大多數是女性的子宮頸癌，但有越來越多男性罹患 HPV 導致的癌症，包括口腔癌在內。不過這種狀況有一天會成為過去，因為現在已經有

可以預防 HPV 的疫苗（但陰謀論者一直在努力為病毒作倀）。

好，我們已知大約有 20% 的癌症由微生物造成，但還有 80% 的癌症出自其他原因。有可能啦。還有很多我們並不知道。近年來，在腫瘤內發現的微生物越來越多。人類體內幾乎所有腫瘤都受到細菌感染。這可能是因為癌症會抑制免疫系統，使得細菌能躲藏在腫瘤中，但也可能是因為細菌從一開始就助長了腫瘤生長。有個有趣的例子是具核梭桿菌（*Fusobacterium nucleatum*），這種細菌通常生活在口中，可能造成蛀牙（所以要勤用牙線）。不過研究學者也在大腸癌中發現這種細菌，而且腫瘤擴散時，這種細菌也隨之擴散。同時，以抗生素消滅這種細菌時，也可以抑制腫瘤生長。同樣地，科學家也發現，胰臟癌組織樣本中有真菌的比例是健康胰臟組織的三千倍。

這些因素之間究竟有多少關聯我們還不清楚。微生物是否導致癌症？或者只是促進癌症生長？微生物是不是藉由對抗免疫系統促進癌症？它們哪個是元凶，哪個只是幫凶？不過有一件事是確定的，就是致癌微生物的名單還會繼續增加。

我想讀者應該已經看出重點了。這一章可以繼續討論各種年齡相關疾病：動脈斑塊中發現口中的細菌（記得常用牙線）、流感可能提高心臟病發的風險、病毒可能與罹患帕金森症有關……還有很多很多可以列在名單上。重點是，微生物對每一

為何龍蝦不會變老，
水母會逆齡，人類卻無法？

種年齡相關疾病都有影響。如果我們想消滅這些疾病，就必須對抗以我們為侵略目標的小生物。

★ ★ ★

想像一下自己是隻病毒。我們是一組遺傳資訊，表面有小小的殼，遊蕩在一片彷彿沒有邊際的海洋裡，實際上這是某個可憐人的唾液腺。我們的同伴已成功感染了他，現在我們正在細胞之間傳播。和其他各種生物一樣，我們的終極目標是製造許多自己。為了達成這個目標，我們需要細胞中的分子裝置。

受到幸運之神眷顧，我們碰到了受害者。我們附著在這個可憐的細胞表面，騙它讓我們進到裡面。接著，我們的 DNA 融入細胞的 DNA。這時細胞做什麼都為時已晚。如果它偵測到異常狀況發生，就會立刻執行細胞凋亡，至少可以保護身體的其他部分。但果真如此，我們的任務就被破壞了。我們將沒有機會迫使細胞製造病毒粒子。所以我們該怎麼做？讀者或許還記得，引發細胞凋亡的關鍵在粒線體上。這裡還有其他蛋白質可以用來對抗病毒，因此對我們而言是顯而易見的攻擊目標。我們在細胞凋亡的觸發器上踩了煞車，這麼一來就可以先鬆一口氣。不過這不表示我們是安全的。這個細胞很清楚有什麼危險，而且也有其他武器可以用來對付我們。我們想成功就得把握時間。這個細胞已經在製造病毒粒子，但我們是貪心的

壞蛋。細胞應該多製造一點，而且速度要快。那麼我們該怎麼做？我們可以踩下油門，例如發出假的生長訊號。一般說來，生長代表細胞必須製造新的細胞元件。但如果現在促進生長，額外資源就只會用來製造更多病毒粒子。這樣非常好。不過這些活動都需要能量，所以我們必須確保細胞的發電廠能提供足夠的能量。現在我們進一步操縱粒線體。到現在為止，細胞都很清楚有異常狀況發生，而且發出了所有壓力訊號。我們知道，壓力可能引發自噬作用，感染也不例外。這個細胞的垃圾收集裝置開始收集病毒粒子並加以破壞，藉以對抗病毒。但這不是問題，我們已經阻斷自噬作用，所以不會受到傷害。漸漸地，細胞越來越絕望。它瘋狂地向免疫系統尋求協助，試圖警告附近的其他細胞，讓它們事先防範病毒入侵。如果免疫系統的專業病毒殺手發現遭到感染的細胞，就會立刻將它摧毀。一般說來，我們不喜歡這些傢伙。有些免疫細胞負責製造抗體，例如 B 細胞。抗體可以在感染時與特定病毒結合並消滅病毒。所以我們和感染了其他細胞的親戚合作，接管免疫系統，盡一切可能欺騙它和反擊。只要這個策略有效，我們就能繼續製造病毒粒子。最後我們製造了許多病毒粒子，完全塞滿這個細胞。接著就該進行下一步了。我們使細胞爆破死亡，讓病毒粒子釋放在這片沒有邊際的海洋裡，繼續尋找下一個受害者。

很可怕，對吧？幸運的是，沒有病毒擁有所有的武器。但在這段簡短的描述中，我們看到了粒線體、生長訊號、細胞凋

為何龍蝦不會變老，
水母會逆齡，人類卻無法？

亡、自噬作用和免疫系統。這是目前為止已討論過的許多與年齡有關的領域。但病毒對老化的影響其實還有很多，例如：

- 許多病毒能在被感染的細胞中造成過大的氧化壓力，和出現在年老細胞中的氧化壓力相仿。

- 變成殭屍細胞可能是防禦病毒的最後手段。殭屍細胞「關機」停止分裂，有助於防止病毒利用這個細胞。

- 有些病毒利用可以對抗老化的亞精胺大量複製。讀者或許還記得，年老時製造的亞精胺減少，可能是為了抑制病毒而刻意產生的反應。

- 我們已經討論過病原體為了逃避免疫系統，有時會模仿我們。有時還不只如此，它們甚至會模仿我們的訊號分子，藉由這種方法試圖操縱我們，牟取自己的利益。舉例來說，我們知道病毒會製造很像生長促進荷爾蒙 IGF-1 和胰島素的蛋白質，這些物質都和老化有關。

簡而言之，微生物不僅會提高年齡相關疾病的風險，還會影響我們所知與老化有關的所有因素。這都使得微生物成為更顯著的研究目標。

為何龍蝦不會變老，
水母會逆齡，人類卻無法？

— 17 —
免疫回春

在莫三比克和辛巴威的池塘裡，有一種小型的藍綠色鱂魚（Killifish）。就一般人看來，牠們是一般的水生魚類。但在老化研究方面，牠們可不只如此。鱂魚是世界上壽命最短的脊椎動物，只能活幾個星期。所以牠們非常適合用來研究老化，因為研究者很快就能得知結果。

小小的鱂魚和其他各種動物一樣，無論喜不喜歡，腸道裡都有微生物。實際上，鱂魚腸道中有許多和我們腸道裡相同的細菌，因此鱂魚是研究腸道微生物體的理想模式生物。我們現在就要來探討腸道微生物與老化之間的關係。

我們知道，鱂魚腸道內的生態系會隨時間而改變。當鱂魚老化時，腸道內物種數量的多樣性會減少；某幾種細菌會取得優勢並抑制其他細菌，人體也是如此。所以德國科學家著手研究腸道細菌隨年齡而改變會對老化和壽命有何影響。這些研究人員把鱂魚養到中年，然後給予抗生素，消除牠們腸道內的細

菌。單單如此就能使鱂魚活得更久；但研究人員還想知道腸道細菌是否有益。所以在將鱂魚腸道內的細菌清除之後，又把年輕鱂魚的腸道細菌放入牠們的腸道中。這麼做，使得鱂魚的壽命又延長了一些。如此看來，某些腸道細菌確實有助於保持年輕。但當然了，我們老化時流失的也正是這些細菌。

但我不是建議讀者開始把抗生素當糖果吞。要是真這麼做，你可能會消滅有益的細菌，反而讓有害的細菌更加活躍。消滅有害腸道細菌的療法或許有一天會出現，但現在請記住，這些德國學者也發現了有益於鱂魚的腸道細菌。如果我們想獲得相同的效益，或許也該試著支持一下這些幫手。鱂魚研究者發現，能夠延年益壽的細菌大多以膳食纖維為生。它們相當好養，只要多給它們一些纖維就好了。另一方面，這些細菌能製造丁酸，丁酸擁有好幾種促進健康的效果，能和免疫系統交互作用，使腸道內壁細胞結合得更緊密。這點相當重要，因為腸道系統通常會隨老化而出現漏洞。漏洞代表腸道細菌可能會進入血液，造成問題。問題不是它們可能傷害我們，而是我們的免疫系統會失控。免疫系統對**脂多醣**（LPS）和**肽聚糖**（peptidoglycan）這兩種細菌分子的反應十分激烈。如果這種細菌造成嚴重的感染，這樣的激烈反應是有益的，但如果被動、低度的微生物群持續進入體內，就會造成持續的免疫活化，最後反而有害。

一般說來，老年人身上經常出現這種免疫系統的低度活化

反應。理由之一可能是病原體增加，但免疫系統如同人體內的其他事物一樣，會隨老化而衰退。

免疫系統的低度活化稱為「慢性發炎」。發炎就是免疫系統活化的現象，會有紅腫熱痛的症狀。這類發炎並非全都起自對抗病原體，老年人體內有一種無菌發炎（sterile inflammation）的情況，也就是沒有特定對象的免疫系統活化。這種現象又稱為免疫老化（inflamm-ageing）。免疫老化有害的原因就在於免疫系統不是非常細心。免疫系統的功能是對抗過往攸關生死的感染，所以就像戰時的士兵一樣，往往不太在乎自己的家園。如果能消滅壞人，過程中破壞其他組織也沒關係。因為另一個選擇可能就是死亡。

★ ★ ★

微生物和老化間關聯的最後一片拼圖，就是免疫系統本身。我們知道它在老年時會開始錯誤地發起行動。我們知道它在老年時對抗病原體的能力會降低。此外，我們還知道許多與老化有關的遺傳變異對免疫系統會造成影響。不過除了這些以外，老化的免疫系統似乎本身就會促進老化。美國明尼蘇達大學的幾項研究說明了這點。這裡的研究人員創造出免疫系統未老先衰的小鼠。這不僅涵括上面提到的所有效果，還會促使**其他**各種器官的老化。有個理由是，年老的免疫細胞可能會變成

殭屍細胞，帶來各種損傷。另一個理由是，老化又衰弱的免疫系統無法清除出現在各個器官裡的殭屍細胞。所以，最顯而易見的一種抗老化療法，其實就是讓免疫系統返老還童。

為了讓免疫系統返老還童，研究人員把目標放在胸腺上。這個小小的器官位於胸腔內，功能是 T 細胞的養育所，而 T 細胞則是免疫系統的指揮官。T 細胞在骨髓中製造，但在胸腺中發育。它們在這裡學會如何區別同類和非同類並完成發育。然而糟糕的是，胸腺在老化過程中的表現不怎麼好。它會出現胸腺退化（thymic involution）現象，逐漸縮小並轉化成脂肪。這表示，我們會逐漸失去訓練免疫系統將軍的能力。胸腺縮小的速率人人不同，成人大約每年縮小 1~3%。等到我們年老時，胸腺已所剩無幾。

胸腺衰退是免疫系統隨老化而衰弱的頭號原因。如果能讓它返老還童，回春的免疫系統或許就能解決前面提過的許多問題。回春的免疫系統將能更有效地清除殭屍細胞，對抗癌症的能力也會提高許多，在對付某些侵襲老年人的病原體上更是沒有問題。舉例來說，流感對老年人的殺傷力很大，但對年輕人幾乎不是問題。為了支持這個想法，俄羅斯研究學者把年輕小鼠的胸腺組織移植到年老小鼠上。這個實驗不怎麼令人愉快，因為他們必須把胸腺組織移植到小鼠的眼睛裡。這麼做是因為眼睛的免疫活動較少，因此移植物流失的風險較低。但這項看來相當恐怖的實驗證實了這一點——年輕的胸腺組織確實延長

了小鼠的壽命。

讀者應該不會想在自己身上照做一次，但科學家用幹細胞製作的「備用」胸腺已有很大的進展。這個概念和先前討論幹細胞時談到的概念相仿，讓幹細胞變成胸腺細胞，再移植到需要的人身上。在一項概念驗證實驗中，研究人員製作出小鼠的胸腺組織，所以未來或許能讓年長者擁有年輕的免疫系統。

在此之前我們就已經知道，至少有一種方法可能可以稍微延緩胸腺的衰退。研究人員已藉由讓年老小鼠補充鋅，來使部分胸腺再生。其他研究學者也在一項臨床試驗中證明，在人類身上或許也會有相同的效果，補充鋅還可以降低老年人的感染次數。

Part 3

有用的建議

― 18 ―
渴求樂趣

　　想像我們穿越回到 15 世紀時的威尼斯。在這麼古早的時候，義大利這個國家還不存在，威尼斯則是個獨立又十分富有的城邦。這個城市生產絲綢、棉花和玻璃等各種產品，威尼斯商人把新奇的貨物銷售到歐洲各地。大量的財富和龐大的艦隊，讓威尼斯成為歐洲毫無疑問的權力中心。

　　在美麗的運河之間，夠幸運的話，或許能遇到科納羅（Luigi Cornaro）這位貴族。科納羅出生在歐洲大陸，家境普通，但他後來透過發明濕地排水技術，累積了不少財富：這項專業在水都威尼斯前景看好。

　　得到財富的科納羅，每天享受著大吃大喝的富足生活，但到了 40 歲時，這種糜爛的生活方式開始反撲。他的體重過重、行動遲緩，感到相當衰老。科納羅一直是發明家，決定自己來解決這個問題。他開始瘋狂地追求更健康的生活方式。

科納羅諮詢幾位醫師後，提出了一種新的飲食法，其中包含幾項嚴格的規則。他每天吃的食物不超過三百五十克，內容包含蛋、肉類、湯和少許麵包，當然還有義大利人不可或缺的葡萄酒，但每天只有半瓶左右。

這個新的飲食控制計畫對科納羅的健康帶來奇蹟。他對這個進展十分驚奇，因此決定寫一本關於新飲食法的書，宣揚這種方法。這本書的書名相當貼切，叫作《論簡樸生活》（*Discorsi della vita sobria*）。

該書一炮而紅，很快就翻譯成多種歐洲文字。科納羅本身終身採用這種飲食法，但他同時也持續實驗，後來又寫出幾本相同主題的書，包括 83 歲時寫的《長壽之道》（*The Art of Living Longer*）。

科納羅去世前，限制飲食到每餐只吃一個蛋黃。這種飲食法雖然不特別令人興奮，但效果似乎比以往更好。科納羅身體非常健康，直到 90 多歲時還在寫書。

當死神終於找上科納羅時，他的壽命已是中世紀一般人的兩倍，長達 98 到 102 歲之譜。

★ ★ ★

科納羅去世後將近四百年，美國一位教授也踏上和這位威

尼斯貴族相同的道路。麥凱是位於紐約州的康乃爾大學教授和營養學專家,先前討論年輕血液時曾提到這位研究學者。當時是 1930 年代,社會普遍重視兒童生長,認為兒童越快長大越好,並流行服用當時才剛發現的維他命。這股成長熱潮讓麥凱感到憂心。他認為如果想活得長久又健康,最好長得慢一點。

他的想法從何而來?來自一位 16 世紀英國科學家,名字很巧的是培根爵士(Francis Bacon)。培根在他的某本書中就曾提到麥凱的想法:如果想活得長久,重要的不是長得很快,而是盡可能長大得慢一點,長大後最好矮小一點。這聽起來是不是很耳熟?

為了檢驗他的生長和長壽理論,麥凱設計了一個以大鼠進行的實驗。他把大鼠分成三組,第一組正常餵食,其他兩組餵食略少於正常熱量。麥凱確定大鼠攝取到必須的維他命和礦物質,沒有營養不良,只是熱量略少。這種飲食後來稱為熱量限制法(calorie restriction)。

隨著時間過去,實驗中的大鼠開始死亡,麥凱仔細記錄下牠們的壽命。一千兩百天後,原本的一百零六隻大鼠只剩下十三隻。這些大鼠全都屬於熱量限制組。當時牠們很可能是史上活最久的實驗室大鼠。

這些大鼠似乎證明了麥凱的理論。熱量限制法使牠們生長得較慢,而且最後體型較小,同時延長了牠們的壽命。

不過幾十年後，到了 1980 年代，維德羅希（Richard Weindruch）和瓦爾佛德（Roy Walford）這兩位科學家發現，減緩生長其實並非必要。即使讓大鼠生長到正常體型後才減少熱量，熱量限制仍然能延長大鼠的壽命。

維德羅希和瓦爾佛德也證明，熱量限制幅度和大鼠壽命增加幅度呈線性關係。生活豐足的小鼠壽命最短，限制熱量的小鼠壽命較長，壽命最長的則是熱量限制到接近飢餓邊緣的小鼠。

順便一提，瓦爾福德最後自己也嘗試了熱量限制法。

1991 年，他加入生物圈二號的第一組實驗者，還記得那個很有未來感的巨大溫室嗎？生物圈二號旨在建立一個封閉的生態系，為人類和動物提供長期生活所需的一切。瓦爾佛德等人被關在這個封閉生態系中整整兩年。結果證明，要從頭建立整個生態系非常困難。生物圈二號的組員必須大幅降低食物攝取量，最後還是需要外界協助。一段時間之後，只是把裝食物的盤子舔乾淨也成了一餐。

我確定讀者不會因為沒有機會加入而感到嫉妒。但對瓦爾佛德而言，這些狀況都是獨家消息。他在生物圈二號裡的時間，讓他有機會測試熱量限制對人的影響，結果也證實了這點。在生物圈二號這段吃不飽的日子裡，科學團隊所有成員的膽固醇都比實驗開始前更低，血壓降低，免疫系統也更好了。

在這些有關熱量限制的早期研究後，其效果獲得無數證實。大鼠限制熱量攝取量之後，壽命比一般大鼠增加了20~40%。此外，牠們的繁殖年限更長、免疫系統更好，罹癌率比較低，看起來也比年齡相仿的大鼠年輕。然而我們知道，在大鼠身上進行的實驗轉移到人類身上不一定能成功（有時甚至轉移到其他鼠類也不一定會成功）。

為了讓資料更適用於人類，美國兩個研究團隊用獼猴代替小鼠或大鼠進行研究。獼猴的壽命超過四十年，所以這類實驗十分漫長。科學家從 1987 年開始實驗，結果要近十年才陸續出現。這樣的等待是值得的嗎？

如果我們決定在一項研究計畫投入十三年以上的時間，而且只做兩項研究，根據莫非定律，這兩項研究的結果通常會互相矛盾。結果確實如此。在第一項研究中，答案是肯定的：熱量限制確實能延長獼猴的壽命。事實上，其中有一隻最後創下獼猴的長壽紀錄。但在第二項研究中，壽命並沒有特別延長，但熱量限制下的獼猴活著的時候確實看起來比較健康。

這兩個互相衝突的結果，使我們難以斷定攝取熱量較少的獼猴確實壽命會較長。我們或許不該期待會有幾百萬美元投入一項本世紀中期才會結束的新實驗。那麼，我們該怎麼確定熱量限制法對人類是否有用？這或許相當困難，因為在人類身上進行這類研究違反研究倫理。有人會自願挨餓嗎？

當然，我們已經有了生物圈二號等自然實驗。除此之外，其實還有一些熱量限制法的愛好者。「熱量限制法社團」由一群自願實行熱量限制法的愛好者所組成。當然，人類的壽命比獼猴更長，所以要斷定實行熱量限制法社團的成員未來是否都能長壽，似乎還言之過早。不過，針對這些人進行的研究指出，他們罹患糖尿病和心血管疾病等各種疾病的風險指數都異常優秀。無庸置疑，他們十分健康。

除了這些自然實驗，還有一些關於熱量限制法的實際嘗試紀錄。在某個例子中，參與者分成兩組，第一組被告知要持續正常飲食，另一組則被要求在未來兩年內減少熱量攝取值25%。當然，結果是我們幾乎不可能把食物攝取量主動減少那麼多。不過，兩年期間結束的時候，第二組的熱量攝取值仍然減少了20%。

雖然減少量小於原本的規劃，但這為參與者帶來的效益仍然相當大。第二組成員各方面狀況都有所改善。事實上，這些改變和熱量限制社成員以及熱量限制法研究的實驗動物出現的改變相仿。

這表示我鼓勵讀者自願挨餓嗎？不盡然，對大多數人而言（包括我自己），這個效益其實沒那麼大。

首先，萬事都有不確定性，熱量限制法對人類有多少效果？一般說來，一種動物的正常壽命越長，熱量限制法的效果

為何龍蝦不會變老，
水母會逆齡，人類卻無法？

就越低。也就是說，這種方法對小蟲很有效、小鼠還不錯，獼猴還可以，對人類就**不一定**。實際上，大多數壽命延長的方法都是如此。我認為熱量限制法最多只能使人的壽命延長幾年，而且前提是他要知道自己在做什麼。第二，受試者的經驗其實不是很愉快。大多數受試者感到發冷、行動遲緩和疲勞。實驗動物或許也有這樣的感受。熱量限制的小鼠如果有額外食物可以吃，都會像餓壞的掠食者一樣大吃特吃。我想我們可以說，我們不確定熱量限制法是否有助於延長人類的壽命，但我們很確定那會讓人**感到**度日如年。

但即使熱量限制法的效益不會大於缺點，這類研究的結果對我們仍然相當有用。第一，它告訴我們，不要吃得太多很重要。我們或許不想讓自己挨餓，但也沒有理由吃得過飽。不過更重要的是，我們已經學到對抗老化的新策略。我們或許不會想照原樣執行，但可以找出方法來避免其缺點。研究學者正努力找出能產生熱量限制法的**效果**，但不需挨餓的方法。如果我們能夠找出熱量限制法在生理上對動物的確實影響，就能開發出具備這種效果的藥物或療法。

這類藥物稱為熱量限制法模擬劑。我們其實已經看過幾種可能產品，就是雷帕黴素和亞精胺。但還有其他自然方法具有熱量限制法的效果。它們是第二種可能選擇，這個方法就隱藏在千年以前的古老智慧中。

熱量限制法的運作機制

許多人研究熱量限制法究竟如何產生作用，以及它為什麼能延長壽命。有個有趣的發現與實驗室中的秀麗隱桿線蟲有關。要能延長秀麗隱桿線蟲的壽命，線蟲本身的自噬作用，也就是細胞垃圾收集系統必須正常運作。如果科學家阻斷自噬作用，熱量限制法就無法延長這種線蟲的壽命。另一個方向相仿的線索是，熱量限制法對使用雷帕黴素的實驗動物沒有任何效益，讀者或許還記得，雷帕黴素可阻斷促進生長的 mTOR，因此引發了自噬作用。

為何龍蝦不會變老，
水母會逆齡，人類卻無法？

— 19 —
舊習慣的新面貌

　　研究學者進行熱量限制實驗時，通常會一天餵食動物一次。這些動物已經相當飢餓，所以會一次吃掉所有食物，接下來就要斷食到第二天。這讓某些研究人員猜測，延長壽命的因素或許是斷食，而不是減少熱量的攝取。在一項支持這個概念的精巧實驗中，研究人員對小鼠採用另一種熱量限制法。他們不是給予小鼠少量一般食物，而是給予一種熱量極低的特殊食物。小鼠可以整天一直吃（牠們也真的這麼做），但攝取到的熱量有限。這些研究人員藉由這種方式，限制了熱量但不需要斷食。現在，如果攝取熱量較少確實對小鼠有益，這些小鼠的壽命應該還是會延長。然而，如果**斷食**才是壽命延長的主要原因，小鼠的壽命將**不會**延長，因為牠們整天都在吃。結果證明後者正確：當小鼠只限制熱量但沒有斷食時，壽命不會比一般小鼠更長。

　　其他研究學者從反面角度探討了這個問題：他們讓小鼠斷

食，但不減少整體食物的攝取量。要做到這點，可以每隔一天餵食一次，如此一來，小鼠通常會在餵食日吃下平常兩倍的食物，所以攝取的熱量不比正常狀況少，但在兩次餵食間斷食。結果發現這麼做可以延長小鼠的壽命。事實上，斷食小鼠的壽命和採用一天餵食一次的方式限制熱量攝取的小鼠幾乎相同。

這時已經幾乎可以確定斷食在大鼠身上有熱量限制和延長壽命的效果。這其實相當合理，也符合我們先前的發現。舉例來說，斷食可說是一種激效作用：這個壓力因子最後使我們更強健。此外，斷食和熱量限制法一樣可以阻斷生長促進物質mTOR，同時提升細胞垃圾收集活動，也就是自噬作用。

★ ★ ★

斷食在世界上是相當普遍的現象，幾乎每個文化和宗教都有這個習慣。早在古希臘時代，現代醫學之父希波克拉底（Hippocrates）就建議為健康而斷食。幾百年後，歷史學家普魯塔克（Plutarch）也說：「與其吃藥，不如斷食一天。」每年從懺悔星期二（Shrove Tuesday）到復活節之間的四十天，是東正教的齋戒（斷食）期。猶太人有固定的齋戒日，包括最神聖的贖罪日，期間是日落到第二天的日落。穆斯林每年都有齋戒月，在這一個月期間，白天不能進食和喝水。佛教徒在靜坐期間斷食，印度教徒在一年中也有各種斷食規定。事實上，

為何龍蝦不會變老，
水母會逆齡，人類卻無法？

斷食相當常見，你很難找到哪個文化或宗教完全沒有這類斷食的習俗。

　　當然，這些宗教斷食不是為了對抗老化，但宗教經典確實經常提到斷食有益健康。用意包括使身體潔淨（透過自噬作用嗎？）、藉由試煉強化自身（激效作用？）、讓精神清明或省視自身。

　　斷食也有好幾種不同的方式。有些人完全不吃東西，有些只斷絕某幾種食物（尤其是肉類），有些是進食量比平常少很多，也有些是在特定時間內不吃東西。

　　同樣地，有研究基礎的斷食也和宗教一樣種類繁多，讓我們一起來看看。常見的斷食方法是限制進食時間，稱為限時進食（time-restricted feeding）。其實我們在某種程度上都在進行這種斷食法。除非有吃宵夜的習慣或者會半夜起床吃東西，否則大多數人都是從晚餐後斷食到第二天早餐。有人嘗試拉長這段斷食時間，例如把一整天會吃的食物從原本在十二到十四個小時內食用，縮短到在四小時或八小時內吃完。

　　這種方法在小鼠身上獲得相當不錯的結果。舉例來說，有研究指出限時進食法可幫助小鼠避免高糖或高脂等不健康飲食的負面影響；換句話說，小鼠如果採用限時進食法，可以抵消（一部分）不健康飲食的影響。我覺得人們或許可以在最容易增加體重的假日採用這類方法。

除了限時進食，其他斷食方法大多是斷食一整天或數天。這類斷食稱為間歇性斷食（intermittent fasting），是常在宗教經典中看到的斷食法。

間歇性斷食的科學歷史是由 1940 年代美國芝加哥大學的卡爾森（Anton Carlson）和霍澤爾（Frederick Hoelzel）開始的。他們兩人有點特別。卡爾森是知名的瑞典裔美籍生理學家，擁有史丹福大學博士學位，執掌芝加哥大學生理學系二十四年之久。

霍澤爾後來也投身研究，但他的研究之路比較奇怪一點。他十多歲時患了嚴重胃痛，怎麼樣都治不好。最後他相信，這種胃痛源自於他所吃的食物。他的解決方法相當簡單：什麼東西都不吃。但這太難做到了，所以霍澤爾開始吃「另類」食物來控制飢餓感。他吃過煤、毛髮、羽毛和各種東西，他最喜歡吃的是手術用棉料。

卡爾森和霍澤爾兩人認識後成了朋友，最後成為活躍的科學搭檔。他們在一起時不是在測試霍澤爾吃下的各種東西通過消化系統的時間（例如玻璃球的速度比金片快），就是在測試一些更合理的生理問題。

1946 年，他們進行了現在相當著名的小鼠斷食實驗。他們的靈感來自麥凱以熱量限制法延長壽命的研究。他們頗有根據地認為，人類採取這種方法一定不可能愉快，因此主張，相

為何龍蝦不會變老，
水母會逆齡卻人類卻無法？

關飲食法的靈感應該來自真實世界中唯一的類似現象：宗教齋戒。他們檢驗了這個概念，發現定期斷食確實對實驗環境下的大鼠有益。卡爾森和霍澤爾的研究結果，讓這類斷食成為少數幾種能延長大鼠壽命的方法。

卡爾森和霍澤爾用在大鼠身上的方法稱為隔日斷食法，亦即每隔一天斷食一天，其他時間正常進食。現在這種方法在健康愛好者和減重者間相當流行。這個方法相當簡單：數天斷食和數天正常進食到飽交互進行。有些人沒有完全斷食，而是吃五百到六百大卡的少量食物，藉以控制飢餓感。比較溫和的交替是 5：2 輕斷食，這種方式也相當流行。它的原理和隔日斷食一樣，但每個星期只斷食兩天。

我們還在收集人類實行間歇性斷食的影響的證據。然而，把小鼠研究套用到人類身上時，必須注意的是整日斷食對小鼠而言比對人類長得多。小鼠的壽命最多只有幾年，人類則長達幾十年。所以有些科學家認為我們應該斷食更久，獲得的效益才會和實驗室小鼠相當。

著名學者隆格（Valter Longo）支持時間更長的斷食。隆格和同事發現，許多斷食帶來的效益要等到三天後才會出現。當然，這麼做的問題是斷食三天不大愉快也不方便，尤其是必須維持正常生活的時候（應該很少人願意在度假或是週末時斷食）。

隆格等人提出的解決方案是擬斷食飲食法（fasting-mimicking diet），他們認為健康的人偶爾可以採用這種飲食法。從名稱上可以得知，這種飲食法不需要真的斷食，但可模擬完全斷食。這種斷食持續五天，採行者在這五天內可以吃非常少量的低熱量代餐。這種代餐脂肪含量很高，這是因為斷食時通常會燃燒脂肪來取得能量，因此可以藉此讓身體以為自己正在斷食。

★ ★ ★

或許有人會對時間更長的斷食感到緊張，這並不是沒道理的。顯而易見的是，有些人不適合長期斷食，例如兒童、懷孕女性、病人和老人。但對健康成人而言，斷食幾天沒什麼問題，只要記得多喝水就好。一般規則是人類沒有氧只能活三分鐘，沒有水能活三天，沒有食物能活三週。但最後一項不見得正確：如果體內有足夠的脂肪可供燃燒，是可以活得更久的。

斷食時間最長的世界紀錄保持者是蘇格蘭的巴比耶利（Angus Barbieri）。巴比耶利當時 27 歲，體重二百零七公斤。他知道自己很可能早死，所以亟欲減重。當時是 1960 年代，許多人研究斷食減重法。這個方法的邏輯是我們應該斷食，等達到理想體重時才進食。

巴比耶利想嘗試斷食，所以去到家附近的瑪麗菲爾德醫

院。他告訴醫師，他打算斷食減重，醫師感受到他的決心，同意在巴比耶利斷食期間協助監控。

一開始，巴比耶利只打算短時間斷食。但一段時間過去後，他越來越專注於達成理想體重。醫師同意讓他繼續斷食，但開始給他補充綜合維他命，以防他缺乏營養。不過在那之外，嚴重超重的巴比耶利沒有太多需求——他的身體有足夠的能量可以支持。

巴比耶利堅持追求八十二公斤的理想體重，斷食從幾星期延長到幾個月。最終他達成目標時已斷食三百八十二天，也就是整整一年又十七天沒吃東西。難以置信的是，後來巴比耶利的體重沒有反彈。五年後醫師再次觀察他的時候，他只增加了七公斤。

無論超重幅度是多少，這麼長久的斷食顯然不適合每個人實行。現在我們不採用巴比耶利的方法，理由是有些人嘗試之後因而死亡。

除了安全問題，反對斷食最常見的理由是如果經常不吃東西，身體會進入飢餓狀態，導致肌肉開始流失。如果長時間斷食，身體確實會降低新陳代謝，最後開始燃燒肌肉，以此取得能量。然而，斷食一、兩天其實不會出現這種狀況。研究指出，一個人如果每隔一天斷食一次，新陳代謝並不會降低。事實上，新陳代謝和脂肪燃燒速率還會提高。這點在演化上相當合

理。當動物缺乏食物時，必須先找到食物，這代表活動應該增加，而不是減少。

此外，研究人員也指出，一個人開始訓練肌力同時在有限制的時間內進食時，增加的肌肉量和正常進食的人一樣多。在一項研究中，受試者進行隔日斷食，為期八週，這使得他的體脂肪降低了，但肌肉量並沒有減少。

咖啡但喝無妨

研究指出，每天喝數杯咖啡（二到四杯之間）的人死亡率低於完全不喝咖啡的人。這不表示兩者間的差異完全源自於喝咖啡，但至少我們可以理解咖啡有幾方面確實有益。第一，咖啡因可以抑制胃口，而且我們知道吃少一點有益於健康。有人甚至會在斷食時喝咖啡，因為它有助於控制飢餓感，而且如果不加牛奶、糖和奶精的話，咖啡本身是沒有熱量的。不過，即使喝無咖啡因咖啡也與壽命延長有關，所以咖啡對健康的效益可能來自咖啡因以外的方面。

為何龍蝦不會變老，
水母會逆齡，人類卻無法？

— 20 —
貨物崇拜營養學

熱量限制法或許是不錯的延年益壽法，但我們在某些時間真的需要進食。現在的問題是：要吃什麼？

還有很多不同的飲食法可以讓我們慢慢嘗試：低醣還是低脂？素食呢？還是要試試看原始人飲食、生酮飲食、地中海飲食，或是小熊軟糖飲食？

當我們開始研究營養時，很容易信心滿滿地相信一種新的飲食法。我們會遇到一位感覺上非常可信的大師，他會告訴我們一些令人驚奇的事情。培根其實很健康！而且這個說法有研究支持。這項研究是正統研究，圖表很精美，文字看起來也很棒。大師說，其他研究都不重要。大家不需擔心，我的資料清楚指出了培根很健康。

有一天，我們正在一邊大嚼整盤培根一邊跟家人爭論時，你開始搜尋那篇決定性的研究，那篇報告一定能讓他們心服口

服！但在搜尋過程中，我們發現了另一篇研究。這篇研究的結論正好相反：培根會讓我們心臟病發！這篇研究有許多參考資料支持，而在這個神祕領域的最深處，有另一位感覺上非常可信的大師煞有介事地解釋說，培根是**全世界最糟糕**的食物，吃培根會早死。我們怎麼會這麼笨？

幾個月後，我們有一晚看新聞時，看到一篇文章：「新研究指出，培根可以延長壽命。」這篇文章訪問了另一位感覺上很可信的大師，解釋以前的研究為什麼基本上都是錯的。他的新研究糾正了這些錯誤，證明培根非常健康。他說：「我起先也半信半疑，」但後來採用全培根飲食之後，輕了四十五公斤，而且現在臥推可以舉起一輛小型家庭房車的重量。

好的，這麼講可能有點誇大，但營養科學的世界真的很難理解。同樣的東西可能今天很健康，明天不健康，甚至不同來源的說法完全相反。只要多看一點資料，就會發現幾乎每種食物都會致癌。

營養科學這麼多矛盾的理由相當多，最明顯的理由是有些研究經費來自食品公司。由產業界資助的研究提出的結果通常對出資者有利，好不令人驚訝。

然而在某些例子中，問題不在於萬惡的食品公司，而在於**我們**。一項宣稱巧克力其實很健康的研究會被大肆宣揚；在此同時，另外二十項結論相反的研究則會被遺忘。我們很容易相

為何龍蝦不會變老，
水母會逆齡，人類卻無法？

信一樣東西方便或令人愉悅；我們喜歡把事情合理化的大腦會把握住任何機會，為了吃更多巧克力而找理由。知名物理學家費曼（Richard Feynman）就曾說過：「最重要的原則是不要欺騙自己，我們自己就是最容易被欺騙的人。」

　　不過除了這些顯而易見的問題，如果想吃出更長的壽命，還有一些比較細微的問題必須留意。

★ ★ ★

　　二次大戰期間，美軍和日軍在南太平洋上的幾個島嶼建造空軍基地。這些基地讓許多當地民眾第一次接觸到現代世界，這讓他們感到相當震撼。他們在那裡的一切生活都非常辛苦，包括照顧作物和牲畜、用手工建造房屋和製造武器。另一方面，這些外國人有著源源不絕的食物、衣服、藥品以及外星人一般的設備，把這些物資從天上送來。他們會進行一些儀式，例如來回行進、彼此大喊和朝天空揮手。接著巨大的機器就會出現，帶著當地人幾輩子都做不出來的貨物而來。只有天神有這種能力供應這麼多東西。

　　不過最後，戰爭結束，外國人都消失了，他們珍貴的貨物也變得無影無蹤。當地人瘋狂地希望飛機再次回來。但該怎麼做呢？他們試著向神明祈求，模仿外國人的奇怪儀式。他們清理森林中的飛機跑道，托著竹槍來回行進。他們用椰子和稻草

製作耳機和無線電，甚至還用木頭建造辦公室、空中管制塔台和飛機。最後，這些事情變成宗教，人類學家稱之為貨物崇拜（cargo cult）。有些貨物崇拜一直留存到現在，相信神明有一天會注意到他們的儀式，讓貨機再度飛來。

貨物崇拜的信徒運用了我們最強大的一種學習技巧：模仿成功的人。在我們的世界裡，我們或許會模仿喜歡的運動明星、音樂家或企業界人士的一切。這些人成功的因素或許不一定顯而易見，所以如果想跟他們一樣成功，從裡到外全部模仿似乎相當合理，無論是早上 4 點起床洗冷水澡、瘋狂讀書，或是穿黑色高領上衣等等。然而，如果我們不知道成功的「發動機」是什麼，就可能像貨物崇拜一樣，只模仿到一堆不重要的皮毛。

營養科學中也經常出現類似的狀況。我們研究長壽的人，希望發覺長壽的奧祕，但最後經常只從這些富裕的高教育程度人士身上複製了一堆不重要的皮毛。我們都知道，一般說來，富裕的高教育程度人士壽命長於貧窮的低教育程度人士。擁有學士學位的人，壽命可能比只有高中教育程度的人長幾年。這個趨勢在全世界每個國家都成立，而且差距似乎隨時間而越來越大。

這個壽命落差，源自於富裕和教育讓人比較遵守健康指導原則。這個現象的原因或許得留給社會學家解釋。但事實是，

為何龍蝦不會變老，
水母會逆齡，人類卻無法？

越是富裕和教育程度越高的人士，越會規律運動、施打疫苗、不吸菸，而且也比較會保持健康的體重。模仿這些有益於健康的習慣當然很好，但我們又該怎麼區分這些習慣和富裕高教育程度人士的其他習慣，哪些才是真正的關鍵？

舉例來說，我們都知道高教育程度人士戴眼鏡的比例較高。如果進行研究，試圖找出和長壽有關的特徵，戴眼鏡應該會成為其中一個特徵。但戴眼鏡顯然對壽命沒有影響。我們不可能隨便找個人，給他戴上眼鏡，然後就成功延長他的壽命。我也不會建議讀者為了長壽而刻意弄壞眼睛。

讀者或許聽過「相關不等於因果」這句話。實質上，兩個事物可能有密切關聯，但沒有因果關係。南太平洋原住民觀察到朝天空做出手勢和飛機飛來有密切關聯，但這些手勢和使飛機飛來其實並沒有任何關係。同樣地，一天當中死於中暑的人數和冰淇淋的銷售量有密切關聯，但這不表示吃冰淇淋使人死於中暑。相反地，冰淇淋銷售量和中暑人數的原因都是較高的溫度，但彼此沒有任何影響。

有個真實而長存的貨物崇拜案例，出自南加州陽光普照的羅馬琳達市。羅馬琳達是藍區之一，許多人在研究這裡居民長壽的祕密。許多羅馬琳達人是基督復臨安息日會的教徒，教會規定不吃肉（當初的發起者是凱洛格〔Harvey Kellogg〕，很多人應該吃過他的早餐產品）。經過幾十年的研究後，科學家

的共識是不吃肉的生活方式大約可以延長三年壽命。在羅馬琳達市，全素食者壽命最長，接下來是一般素食者、彈性素食者，最後才是葷食者。

但讀者或許已經猜到，數字不是全部的事實。富裕且高教育程度的人吃全素和一般素食的比例較高，且大學城的蔬食餐廳數量顯然比拖車公園（Trailer Park）[1]多出許多。這表示全素者和一般素食者還有許多健康習慣：運動量高於平均、酒精攝取量較少、吸菸量較少、體重也控制得比較好。此外，羅馬琳達市全素食者的平均 BMI 是 23，一般素食者是 25.5，彈性素食者的 BMI 是 27，吃肉的人平均為 28，良好的狀況也和壽命相仿。所以不吃肉真的能延年益壽嗎？

流行病學家很清楚這個問題，而且提出了幾個可能解決方案。最常見的方法是比較不同的人的時候，必須計入健康狀況的差異。舉例來說，要比較全素食者和葷食者的壽命，我們也得減去全素食者運動較多、吸菸較少和 BMI 較健康所造成的影響。這樣一來，我們就可以當成是在比較更類似的群體。這麼檢視之後，會發現素食其實並未延長壽命。

另一個不錯的例子是葡萄酒。許多研究宣稱喝紅酒與長壽

1　譯注：由於住房短少或買不起固定住宅，而會有群眾長住在移動式拖車房，這些拖車房聚集的區域就被稱為拖車公園；這些區域通常也會有遠離城鎮，生活機能不佳的問題。

有關，因此紅酒能延年益壽。許多研究努力尋找健康效益的來源，並將它歸因於紅酒裡的各種分子。不令人意外地，富裕且高教育程度的人特別喜歡紅酒。也就是說，常喝紅酒的人和前面討論過的全素者和一般素食者一樣，他們的平均 BMI 較低，健康習慣通常也比較好。所以我們不能斷定讓這些人更健康的因素是紅酒，還是因為其他習慣而變得比較健康。

★ ★ ★

如果我們真的想知道某種食物或習慣是否不只與健康效益**有關**，而是真的**具有**健康效益，黃金標準是隨機對照試驗（randomised controlled trial）。這個概念前面已經提過好幾次。在隨機對照試驗中，科學家會先找來一群人，分成基本特質相同的兩組。一組施予某種介入，例如藥物、新的運動計畫、新的飲食法等，另一組則給予替代措施。接著等待一段時間，觀察壽命或罹患某種疾病等結果是否不同。

舉例來說，我們或許已經發現，經常吃菠菜的人肌肉很發達。如果想知道菠菜是否**具有**促進肌肉生長的效果，就可以進行隨機對照試驗。這時候，我們可以找來試驗參與者，把他們分成兩組，要其中一組每天吃菠菜，持續好幾個月。接著追蹤這一組的肌肉生長是否比正常飲食的另一組更快。

隨機對照試驗雖然比尋找相關性困難，但令人驚訝的是，

多年來有許多主題都是以這種方式進行研究。有人用活的寄生蟲治療過敏，或是用從海藻提煉的蛋白質對抗失明。然而，現代醫學也有自己的偏好對象。有兩種健康食品歷經多次隨機對照試驗，並在**各個方面**接受了檢驗，其中也包括它們延年益壽的能力。

第一種健康食品是魚油，更具體來說是 omega-3 脂肪酸。omega-3 是多元不飽和脂肪酸，在人體生理運作中扮演的角色相當重要。我們的細胞膜中有 omega-3 脂肪酸，我們同時把它當成身體的基本材料，用來製造其他重要化合物。

我們攝取到的 omega-3 大多來自食物，最佳的食物來源是鮭魚、鯖魚和鯡魚等油脂豐富的魚類。研究一再指出，魚類攝取量高和長壽有關，omega-3 可能就是主要原因。舉例來說，一個人的血液或細胞膜中的 omega-3 脂肪酸較高，壽命可能比較長。

此時，我們腦中新安裝的鬼話過濾裝置可能會開始運作。富裕和有高教育程度的人不是也比較常吃魚嗎？這會不會是剛才所說的，與因果無關的相關性？高級餐廳裡的海鮮菜色當然比麥當勞多。衛生機構幾十年來經常建議多吃魚，而研究也確實指出，富裕的高教育程度人士攝取的魚類最多。所以我們應該忽略相關性，只看隨機對照試驗。

在魚油的隨機對照試驗中，健康效益比我們預期的小了許

多。試驗指出，魚類攝取量和健康之間的相關性大多**源自富裕**的高教育程度人士比較常吃魚，而和魚本身比較無關。然而，平心而論，魚油也不是完全沒有健康效益。如果從比較美化的一面來看，**隨機對照試驗**也指出魚油健康食品可能具有一些健康效益，它似乎能降低各種心臟和心血管系統疾病的風險，高劑量時效果更好。

所以，看在魚很好吃、魚油健康食品又很容易取得的份上，把它們放進長壽飲食清單中沒什麼壞處。接受過研究的幾百萬人都沒受到傷害的跡象，代表它最多也只是沒有效益。一如往常，吃食物本身比吞保健食品更好。吃魚促進健康的效果可能比魚油更多，但魚比較貴，而且坦白講也比較不容易烹調，如果讀者跟我一樣不會做菜的話。

服用魚油健康食品時，最好選擇檢驗過 omega-3 成分的產品。現在市面上有很多假貨；有些產品的 omega-3 含量很少，有些品質欠佳。

其實連**真正**的魚和海鮮都有假貨。在幾項悲喜參半的研究中，科學家發現餐廳和超市銷售的許多魚類和標示不同。供應鏈中一定有某個人或某個環節認為大眾不懂魚，所以直接把高級魚換成低價貨。舉例來說，在一項涵括數個國家的研究中，架上銷售的「鯛魚」其實根本不是鯛魚。在另一項研究中，在洛杉磯檢驗到的壽司，有一半以上的魚和標示不同。還有一項

研究中注意到，新加坡有許多「蝦球」裡面完全沒有蝦，有人把蝦子換成**豬肉**但沒有受罰。

★ ★ ★

如果說魚油是健康食品中的王子，那麼維他命 D 就應該是保健食品之王。目前關於維他命 D 的研究不多，所以坦白講，請憐憫我不得不探討這些研究。

同樣地，這件事表面上看起來很清楚。維他命 D 不足和早死有相當強烈的相關性。然而，正如我一再瘋狂指出的，這並不表示兩者有因果關係。事實上，我們有許多理由相信兩者**沒有**因果關係。

首先，我們可能把整件事給弄反了。其實是許多疾病導致維他命 D 含量降低，而不是維他命 D 含量降低導致了疾病。這表示，維他命 D 不足不會導致與它有關的疾病，相反地，這些**疾病**才是導致維他命 D 值過低的原因。

第二，讓我們難以接受的是，貧窮的人維他命 D 含量通常低於富有的人。

第三，維他命 D 是脂溶性維他命（其實是一種荷爾蒙）。脂肪過多的人，體內維他命 D 值較低，可能是因為它被保留在脂肪組織中。換句話說，超重可能會使維他命 D 值降低，

而我們也知道過重可能造成某些疾病。

要弄清楚這個問題是雞生蛋還是蛋生雞，我們必須再回到隨機對照試驗。換句話說，科學家給一些人維他命 D 保健食品，然後追蹤它是否能改善他們的健康。

在維他命 D 的例子中，我們**真的**必須從美化的一面來看才

酒精真的對人有害嗎？

喝太多酒絕對不健康。不過最大的健康問題是究竟小酌幾杯是否有益，或至少無害？在酒精攝取量和長壽的相關性研究中，出現了類似激效作用的 J 型曲線。也就是說，小酌幾杯的人其實活得比完全不喝的人還久（但經常牛飲的人當然死得比兩者都早）。小酌能延長壽命的想法很容易讓人用來說服自己，畢竟多活幾年也不錯，對吧？因此，經常有人宣揚小酌幾杯的健康效益。但是反過來說，一定也會有人對此感到懷疑。

這類研究的問題在於，完全不喝酒的那組中有許多是曾經酗酒的人。多年酗酒將導致長期損傷，所以即使酗酒者已經戒酒，壽命還是會縮短（但幅度比繼續酗酒小得多）。因此，「不喝酒」組中有從不喝酒者也有曾酗酒者。如果去除曾經酗酒者，每星期小酌幾杯的效益將會消失，也就是說，小酌者活得不比從不喝酒者更長。然而平心而論，只要每星期喝酒不超過五杯，從不喝酒者和小酌者的差異相當小。

能發現效益。科學家綜合許多研究的結果，發現維他命 D 健康食品不會降低死於或罹患大多數年齡相關疾病的風險。如果真想長壽，我們應該把錢花在其他地方。

為何龍蝦不會變老，
水母會逆齡，人類卻無法？

— 21 —
引人深思

澱粉酶（amylase）這種酵素是人體碳水化合物新陳代謝中相當重要的元素。我們在唾液和消化系統中分泌澱粉酶，協助我們分解麵包、米飯和馬鈴薯等食物中的澱粉。這表示，澱粉酶對採行農業飲食的人特別重要；當狩獵採集者定居下來、開始農耕時，消化澱粉的能力對健康和生存變得十分重要。我們的遺傳特質中現在還能看到這個影響。

我們知道，人類已經演化出具有多個澱粉酶基因（有趣的是，狗也是如此）。所有澱粉酶基因的功能都相同，就是製造澱粉酶，但有好幾個基因能讓我們製造得更多，同時改善消化澱粉的功能。

在演化的時間尺度上，人類轉為農耕的時間相當晚近，世界各地轉變的時間也不一樣。這意味著農業飲食還沒有完全普及。舉例來說，科學家發現，某些人的澱粉酶基因只有兩個，有些人則超過十個。平均說來，歐洲人和東亞人等農耕史很長

的族群，澱粉酶基因數目大於農耕的新進族群。然而即使在歐洲人和東亞人中，依然有某些人的澱粉酶基因較少，比較不適合高澱粉飲食。

澱粉酶在新陳代謝中只是不起眼的角色，但我們還知道另外幾個基因變異的分布同樣不均等。有個典型的例子是讓我們可以分解乳糖的基因變異。原本只有嬰兒能夠消化乳糖，這讓他們能夠依靠母乳存活。不過幾千年前出現了一些突變，讓這個能力展延至成年時期。這類突變對狩獵採集者而言沒有用處（他們要到哪裡找奶喝？），但對現在已經能夠依靠乳製品存活的農民而言，這個能力就非常重要了。我的故鄉丹麥相當接近這類突變的發源地，那裡現在幾乎每個成人都能消化乳糖。距離北歐地區越遠，這類突變越少見，但這只是因為它還沒有足夠的時間擴散。對農民而言，耐受乳糖的能力顯然是個優勢。如果我們還沒有達到現代，乳糖耐受性還會持續擴散，因為能消化奶類的人可以獲得更多熱量，並且能提高存活和繁衍後代的機會。不過就現在而言，乳糖耐受性的分布仍然不均等，完全相同的食物可能對某些人而言是健康的鈣質來源，但對某些人而言是腹瀉炸彈。

在某些例子中，不同的人身上甚至會有**相反**的基因變異。有個例子是 FADS1 和 FADS2，這兩個基因負責控制身體製造長鏈多元飽和脂肪酸。這種名稱相當繞口的分子其實就是 omega-3 脂肪酸。格陵蘭的因紐特人幾千年來的飲食一直以魚

類為主，攝取大量的 omega-3，因此他們的 FADS1 和 FADS2 具有大量的基因變異，限制了身體自行製造的能力，因為他們很容易從飲食取得這種物質，不需自己製造。另一方面，印度的浦納（Pune）有很多歷史悠久的素食聚落，其中大多數人具有不同的 FADS2，具有**提高**體內製造長鏈多元不飽和脂肪酸的能力。在素食這類 omega-3 攝取量很低的地方，這是個相當大的優勢。

　　所以我們應該為了健康而採取低醣飲食？喝牛奶？吃素？這就是目前缺少的最後一片拼圖：答案取決於我們的遺傳特質。讀者或許有朋友嘗試全素飲食而且效果不錯，但讀者本身可能感覺低醣飲食比較好。這不一定代表你們兩人之中有人說謊，或是誰比較健康，即使兩人的飲食方式幾乎完全相反。

★　★　★

　　我們增進健康的方法還是有點像無頭蒼蠅。只要聽說什麼東西「很健康」，就期望這個說法是真的。目前讀者們應該已經知道，這類說法有許多是假的；有些東西可能對你而言健康，對我而言卻不健康。舉例來說，有一項研究斷定「吃菠菜能使肌肉量增加 25%」，這個說法通常是對的。但這不表示每個人吃菠菜都能長出 25% 的肌肉。有些人增加得多，有些人增加得少，有些人完全沒有增加，甚至減少。我們已經知道每個人

不一定完全相同，所以這種盲目的方法通常沒有效果。因此我們不應該瞎猜，而應該實際測量身體狀況，依據這些狀況設計不同的方法。舉例來說，我們可以開始吃菠菜，測量它對我們的肌肉量、肌力或血液中的生物指標有什麼影響。或者，我們也可以用身體測量數據的組合，來選擇最佳飲食、運動計畫或生活方式。

我們沒有以這樣的規模採集關於自己身體的資料，原因是科技和經濟的限制。而在某些狀況下，例如想要解讀我們的許多遺傳特質的時候，我們又缺乏相關知識。雖然我們能藉由「基因定序」讀取我們的基因，但解讀的工作困難得多，而且才剛起步。

換句話說，我們知道該做什麼，但做起來相當麻煩。舉例來說，我們還需要以侵入式的方法抽血，才能測定血液中的大部分生物指標，像是荷爾蒙濃度、代謝物、維他命和發炎指標。在大多數例子中，頻繁測定生物指標太過昂貴。如果讀者具有相關專業或對這些領域有興趣，我非常建議讀者大膽嘗試。協助全人類取得更多關於人體的資料，將可以發動一場健康福祉的革命。

我們曾經討論過，長壽生物指標的聖杯是精確的生物時鐘。也就是說，我們可以長期測量這些生物指標，來判定身體老化的速率。目前最接近的方法是端粒縮短和表觀遺傳時鐘。

這兩個方法對研究一大群人而言都很實用，但可惜的是，生物時鐘對個人而言還不夠精確，至少目前是如此。

目前比較好的選擇是運用現在已有的生物標記。最顯而易見的標記是體重，因為大家都知道，過重或肥胖對健康都有明顯影響。不過還有幾種值得研究的血液生物標記，但測量這些標記仍舊需要經過醫師。讓我們來看看這些標記。

為何龍蝦不會變老，
水母會逆齡，人類卻無法？

― 22 ―
從中世紀修士到現代科學

先前我們曾經討論過，延長秀麗隱桿線蟲壽命的最佳方法，是關閉它的生長促進基因 IGF-1。這個基因的實際名稱是 daf-2，它不僅是 IGF-1 的替身，也是這種線蟲的胰島素。

胰島素和 IGF-1 一樣能促進生長，但它的主要功能是調節血糖。我們吃下碳水化合物時，腸道中的酵素把大多數形式的碳水化合物分解成簡單的葡萄糖。這些葡萄糖被我們吸收，進入血液後，才稱為「血糖」。我們的細胞把血液中的糖當成燃料，胰島素就在此時登場。我們用餐後血糖升高，胰臟分泌胰島素，讓細胞攝取糖。我們可以把胰島素想像成微小的鑰匙，開啟閘門，讓糖進入細胞。這個機制不僅可以協助我們為細胞補充燃料，也是一種必要措施，因為高血糖可能會損傷血管。這表示進食後血糖迅速升高，我們希望能使它降低，即使細胞當時不需要能量。我們達成目標的主要方式是把糖送到脂肪細胞，轉換成脂肪儲存起來。不過如果血糖值仍然很高，最後手

段就是經由尿液排泄掉。

從古埃及時代開始，就有醫師提到患者經常口渴、疲倦，並且尿量很多。因為某些原因，許多人發現這類患者的尿液嚐起來有甜味。現在我們知道這是因為患者的身體正在努力降低血糖。這些人罹患了糖尿病，從中文譯名看來很容易理解。罹患糖尿病時，胰島素無法有效降低血糖，因此身體努力想排除糖分。糖尿病有兩種，第一型糖尿病屬於自體免疫疾病，是免疫系統錯誤地消滅製造胰島素的細胞。另一種第二型糖尿病則屬於生活形態疾病，患者的身體能製造胰島素，但細胞對胰島素的反應降低，鑰匙變得無法打開閘門。體重過重和攝取大量加工食品的人特別容易罹患這類糖尿病。

雖然第二型糖尿病是一種疾病，但即使是健康的人也各有不同的「胰島素敏感度」（insulin sensitivity）。也就是說，不同的人把糖排出血液所需的胰島素量各不相同。我們可以把胰島素敏感度想成一個光譜。在其中一端，運動員的細胞對胰島素很敏感，只需少量胰島素就能吸收血糖。在另外一端，糖尿病患者的細胞即使接觸到大量胰島素也沒有反應。

如果從秀麗隱桿線蟲來推測，對胰島素敏感的人壽命應該會比較長。畢竟降低胰島素訊號發送能夠延長這種線蟲的壽命。科學家發現，人瑞確實對胰島素較為敏感，血糖控制也比較好。同樣地，關閉脂肪細胞中的胰島素訊號發送，也能延長

小鼠的壽命。

可惜的是，胰島素和血糖值通常隨年齡而上升，糖尿病風險也隨之提高。1990年代，瑞典學者林德伯格（Staffan Lindeberg）想確認情況是否一定如此。林德伯格當時正在研究巴布亞新幾內亞的熱帶島嶼基塔瓦島（Kitava）上的人。基塔瓦人的傳統飲食包含蕃薯、芋頭、水果和椰子等等當地作物，再搭配少許魚類。這種飲食中的碳水化合物比率是69%，可稱為高醣飲食。我們或許會猜測基塔瓦人的血糖和胰島素值一定很高。

林德伯格蒐集了一般瑞典人的血液樣本，和基塔瓦人的血液樣本進行比較。他發現，基塔瓦人食用的碳水化合物雖然比瑞典人多，但血中的胰島素比瑞典人少。瑞典人的胰島素值隨年齡而升高，但基塔瓦人沒有這種現象。一般說來，基塔瓦人相當健康。林德伯格在島上只看到兩個過重的人，而且兩人都已搬到內陸大城市從商，剛好遇上回家探望。

基塔瓦人證明對胰島素敏感性而言，碳水化合物本身不是問題。如果像基塔瓦人一樣體重正常，而且食用的碳水化合物是全穀類，而不是糖果，就會對胰島素敏感又健康。然而就實際上說來，大多數人不大可能像基塔瓦人一直吃得那麼健康。如果我們還是想維持健康，最有效的方法應該是測定自己的胰島素敏感性和血糖值，並且實驗各種飲食或食物。我們都知

道，每個人吃下相同食物時，血糖升高的幅度可能相差很大，從燕麥到糖果都是如此。這種現象一部分可能源自遺傳，另一個原因則是腸道微生物體。特定腸道細菌和不同食物造成的血糖升高幅度之間，有著某種神祕的關聯。

要變得像基塔瓦人一樣，比較不花時間又不需要儀器的方法，就是養成某些經過驗證有效的習慣。最好的習慣是進食後運動或活動。肌肉是血糖的主要目的地，只是運用肌肉進行些簡單活動，都有助於明顯降低血糖升高幅度。用餐後即使是短程散步或身體活動，也會相當有益。

不過還有其他更激烈的方式來壓制血糖，其中最優異的一種方法將帶我們造訪中世紀修道院裡的花園。

★ ★ ★

如果讀者生活在中世紀，開始感到有糖尿病症狀，例如經常口渴、疲倦和頻尿，可能會被送進修道院找修士。修士聽過你的狀況後，會走進花園，抓起一把漂亮的紫色灌木，磨成粉給你。這種灌木稱為法國紫丁香（French lilac），並不是什麼神奇療法。這種植物中的某種物質確實能降低血糖並緩和糖尿病症狀。我們現在仍然使用這種植物，只是原始物質已進一步發展成藥物。這種藥物稱為二甲雙胍（metformin），於 1957年獲准用於治療糖尿病。從此以後，它成為全世界最知名的糖

尿病藥物。

　　二甲雙胍默默地治療糖尿病幾十年後，突然搖身一變，躍上抗老化的舞台。在一項現在十分出名的研究中，研究學者針對健康者、以二甲雙胍治療的糖尿病患者，以及服用其他藥物進行治療的糖尿病患者，三組人的壽命進行比較。一如預期地，糖尿病患者的壽命大多短於平均壽命，但有一個十分顯眼的例外：以二甲雙胍治療的糖尿病患者的壽命比非糖尿病患者**長**。也就是說，使用二甲雙胍時，這些患者雖然罹患了使壽命縮短的疾病，但活得比健康的對照組還久。這是否表示二甲雙胍是史上第一種抗老化藥物？

　　讀者可能覺得驚訝的是，雖然我們知道二甲雙胍的**效果**是降低血糖和提高胰島素敏感性，而且它幾十年前就已經取得許可，幾百萬人天天使用，但我們其實不知道它**如何**運作。最廣為接受的理論是二甲雙胍能活化 AMPK 酵素，這種酵素的功能就像細胞中的能量感應器。在正常狀況下，細胞缺乏能量時會活化 AMPK。AMPK 會把細胞切換到節能狀態，在我們斷食或採行熱量限制飲食時就會這麼做。二甲雙胍支持者主張，它就像藥丸形式的斷食。

　　第二個理論是二甲雙胍其實不是對**我們**產生作用，而是作用在腸道細菌上。給小鼠二甲雙胍，能夠改善牠的胰島素敏感性，但你能透過改變腸道細菌傳遞二甲雙胍的效果。也就是

說，把以二甲雙胍治療的小鼠腸道內的細菌放到另一隻小鼠體內，另一隻小鼠即使沒有使用藥物，胰島素敏感性也會提高。這兩種理論指出的效果可能都是正確的，而且分別產生作用。藥物同時作用在好幾個地方的狀況很常見；實際上，人體非常複雜，我們幾乎不可能做出只有**單**一影響的藥物。剛開始設計藥物時，研究人員只能祈禱這些額外交互作用不會造成意想不到的副作用。

關於二甲雙胍的第三個理論是它能防止發炎，但這和我的觀點有衝突。防止體內發炎聽起來似乎是件好事，但我們必須記住，發炎和各種傷害不一定絕對不好。當然，如果因為常吃洋芋片和喝汽水而嚴重發炎，那就必須處理。但發炎也是激效作用的重要角色。舉例來說，運動後，發炎程度將會提高，身體會將這當成一種「傷害訊號」，並發動一連串健康適應作用。所以二甲雙胍能防止發炎，但似乎也會阻礙運動的效益。通常不運動的人服用二甲雙胍並開始運動時，對耐力或肌肉量的幫助將少於不服用二甲雙胍的人，而且細胞不會因為運動而出現重要的適應作用。

儘管如此，有幾位知名研究學者和科技專家相信二甲雙胍確實有效，即使不是糖尿病患也使用這種藥物。這群人裡面不乏頭腦很好的人。但我還是不建議這麼做，因為藉由運動增進健康，應該還是比只指出少許壽命延長的單一研究重要得多。單一研究可能因為巧合、誤差、誤解、在實驗室裡咖啡喝得不

夠，或是恆星排列不對等種種原因出錯。就個人而言，我希望看到更多資料，才願意使用可能有副作用的糖尿病藥物。

不過幸運的是，二甲雙胍支持者很認真看待他們的想法，並且宣揚這個理念。他們正在進行更嚴謹的研究，在健康者身上測試二甲雙胍。即將開始的二甲雙胍抗老化試驗（Targeting Ageing with Metformin，TAME）將給予數千名美國人二甲雙胍或安慰劑，測試這種藥是否真能延長壽命、延長幅度，以及是否有什麼副作用。且讓我們拭目以待。

為何龍蝦不會變老，
水母會逆齡，人類卻無法？

— 23 —
能評量才能管理

　　我們可以在許多器官受損的情況下存活。少一個腎臟？沒問題。少一半肝臟？可以。少一隻手或一隻腳？OK的。但有兩種器官一點都不能少，就是心臟和大腦。如果這兩者出了什麼問題，我們就糟糕了。從最致命的疾病清單上也可以看出這一點。名單上的頭號殺手是心血管疾病，最顯著的是心臟病發和中風。

　　不幸的是，這個領域的研究者有種毛病，喜歡把每個名詞都寫得非常繞口又難以拼寫。不過如果我們想健康到老，無論如何都要嘗試解釋一下。

　　心血管疾病大多由動脈粥狀硬化（atherosclerosis）所造成。它是動脈硬化的一種，不要跟小動脈硬化（arteriolosclerosis）搞混了。好，我知道了。

　　我們可以把動脈粥狀硬化想成堆積在動脈壁上的油膩斑

塊，就像水槽底下的排水管堵塞一樣。經過一段時間（以及老化衰退）後，堆積的斑塊會開始造成問題。動脈可能阻塞，油膩的碎片可能會脫落，隨著血液流動，造成小血管阻塞。這兩種狀況的結果都是下游組織無法得到足夠的氧，因而受損或死亡。同樣地，如果下游組織是心臟（心臟病發）或大腦（中風），後果就會格外嚴重。

老化不一定會造成嚴重的動脈粥狀硬化，但老化是很大的風險因素。年輕人不會心臟病發。不過，動脈粥狀硬化的初期徵兆可能很早就會出現。舉例來說，在韓戰期間，美國醫師在陣亡的士兵身上驚訝地發現，有將近 80% 的士兵於供應心臟的血管中有脂肪斑塊堆積的跡象，他們的平均年齡是 22 歲。其實，就連**兒童**的血管中也可能有（非常）早期的斑塊堆積徵兆，尤其是和吸菸者同住者。

在某些遺傳病症中，動脈粥狀硬化的過程非常迅速。有一種疾病稱為「家族性高膽固醇血症」（familial hypercholesterolaemia），唸一次就足以讓我這種母語不是英語的人半夜做噩夢，所以我們簡稱它為 FH。FH 患者如果不治療，心臟病發和中風的風險是一般人的五到二十倍。沒接受治療的 FH 男性患者有一半在 50 歲前心臟病發，女性患者有三分之一在 60 歲前心臟病發。看來無論 FH 有什麼狀況，我們都應該反其道而行。

造成 FH 的突變會使肝臟難以清除血液中的低密度膽固醇

（low-density lipoprotein，LDL），LDL 是輸送脂肪到體內各處的蛋白質，但我們可以直接把 LDL 想成「壞膽固醇」。FH 患者無法有效排除 LDL，所以血液中的 LDL 值會比正常值高出許多。患者的 LDL 有時會高到在眼睛上出現黃色沉積物。膽固醇也是堆積在血管中的脂肪斑塊的成分之一，所以現在我們找到了元凶。

此外，我們還知道有些人的狀況和 FH 正好相反。PCSK9 基因中的某些突變使肝臟激烈地**清除** LDL，因此使 LDL 值異常地低。這種狀況將大幅降低心臟病發的風險。

在一般人中也可看出相同的模式，更證明了這點：一生中血液內 LDL 值越高，心臟病發和中風的風險越高，即使在正常範圍內也是如此。藉助藥物或改變生活方式降低 LDL 值，可以降低風險，而風險降低程度和 LDL 值降低程度成正比。同樣地，在正常範圍內也是如此。

雖然有著壓倒性的證據，但還是有些人大力提倡心血管疾病源自膽固醇以外的其他因素，他們甚至建立起精巧的陰謀論，認為膽固醇其實無害，只是萬惡的大藥廠想賺我們的錢。這個理論能吸引某些人的原因是蛋很美味，但膽固醇含量很高。衛生機構曾經認為攝取大量膽固醇會提高血中 LDL 值，導致心臟病發，因此限制蛋的食用量。然而衛生機構後來取消了這項建議。讀者如果喜歡吃蛋倒是可以鬆一口氣。我們知

道，膽固醇不只來自食物，我們自己的身體也會製造。事實上，我們體內的膽固醇大多不是來自攝取的食物，而是我們自己製造的。這表示，我們吃下的膽固醇和血中的膽固醇含量不一定有關聯。攝取較多的膽固醇時，身體就會降低自己的產量。

關於這點有些極端的例子。在一項案例研究中，醫師發現一位 88 歲的男性每天吃二十五顆半熟的水煮蛋。這個習慣已經維持多年，但他雖然攝取大量膽固醇（而且年紀很大），血中 LDL 值仍然相當正常。如果照顧者沒有告訴醫師他這個吃蛋的習慣，醫師完全想不到他簡直就是復活節兔子的化身。

這位男性的祕密是他的身體已經適應這種不尋常的飲食。醫師發現他只吸收一小部分吃下的膽固醇，同時提高膽固醇排出率，而且自己製造的膽固醇極少。這些都是他的身體單靠蛋生存、同時維持膽固醇值正常的方法。

1970 年代和 1980 年代也有研究得出類似的結果。在這些研究中，醫師嘗試以每天吃三十五個蛋的飲食來治療嚴重燒傷的患者。同樣地，在整個研究過程中，患者雖然攝取大量膽固醇，但血中的膽固醇值維持正常。

我不是建議讀者嘗試這些飲食，但蛋真的很美味，而且十分健康。針對比較合理的飲食進行的研究，適當吃蛋（平均一天一個）完全不會提高動脈粥狀硬化的風險。

但這不表示我們無法以飲食影響 LDL 值。讀者或許已經注意到，我在本書裡沒有寫一大堆建議，例如「吃某種香草／菇類／植物就能長生不老」。主要是因為這類說法幾乎從來沒有說對過。但在這裡我要破例一下。有不少證據指出吃大蒜（包括真的大蒜和健康食品）對健康有許多效益，包括降低血中 LDL 值。研究學者指出吃大蒜的副作用是：實際處置組的參與者中，許多人的口氣或味覺帶有大蒜的氣味。除此之外，我相信多吃大蒜是個能延長壽命的習慣。

要降低 LDL 值，有個更好的習慣是多攝取膳食纖維。我們知道，人類以往攝取的膳食纖維比現在多很多。狩獵採集者和中世紀農民都必須大力咀嚼食物，理由之一是他們吃的食物含有較多的纖維。現代狩獵採集者仍然以這種方式生活，他們的 LDL 值通常也比我們低很多，心血管疾病的風險也低得多。

同樣地，在現代社會中，攝取大量膳食纖維與長壽有關。不過這是否只是長壽的貨物崇拜，也就是因為富裕且高教育程度的人攝取的纖維較多？

不是的。隨機對照試驗已經證明，攝取膳食纖維可降低 LDL 值。在飲食中增加膳食纖維，LDL 值會明顯降低。我們現在已經很清楚其中的機制。我們無法消化膳食纖維，因此它會完整地通過消化系統。在這個過程中，膳食纖維會捕捉我們用來消化和吸收脂肪的膽酸。我們的身體使用膽酸消化之後會

想要加以回收，但被纖維捕捉的膽酸無法回收。這表示肝臟必須製造新的膽酸，而製造膽酸的原料就是膽固醇，而膽固醇必須從血液取得。這個機制或許可以解釋現代人的 LDL 濃度為什麼通常較高。我們在高纖維飲食中演化，身體已經習慣在飲食中流失比現在更多的膽酸，而且準備以血液中的 LDL 補足。少了纖維之後，我們的 LDL 值反而變得太高。

我們可以藉由兩個方法攝取更多膳食纖維。最簡單的方案是在飲食中加入更多富含纖維的食物。含有纖維的燕麥（例如早餐常吃的燕麥片）得到了特別深入的研究，但其實所有富含纖維的食物都可以。全穀類、豆類和蘋果、梨子等水果也都是膳食纖維的優良來源。另一個選擇是使用纖維補充品。全食物顯然比較好，但任何事物都不會百分之百完美。最普遍也最常見的方法是食用含有車前籽（psyllium）的健康食品。研究通常每天使用五到十五公克，隨一餐、兩餐或三餐服用，每次五公克（顯而易見的是，如果藉由飲食或生活方式無法有效控制 LDL 值，降膽固醇藥物也是個選擇）。

★ ★ ★

心血管疾病的另一個主要風險因子是高血壓。心臟病發或中風的人之中，絕大多數在發病前都已經有高血壓。

與控制血壓有關的一種重要荷爾蒙是血管收縮素 II

（angiotensin II）。這種荷爾蒙和對應的受體結合時，會使血管收縮，讓血壓升高。我們可以想成把水管捏住；如果同量的水要通過這個地方，就會以更高的水壓通過。有趣的是，許多人瑞的血管收縮素 II 受體有個基因變異過度表現。這表示這種基因變異或許能提高長壽的可能性。這個基因變異的機制相當簡單：使血管收縮素 II 比較不容易活化受體，因此能防止高血壓。

有義大利研究學者完全關閉血管收縮素 II 受體，培育出一種極為突出的小鼠。這些小鼠先天上不可能罹患高血壓，因此壽命比一般小鼠長 26%。這個結果相當有趣，因為我們不需要具有這個基因突變──我們現在已有具備相同功能的藥物。給予大鼠這類藥物時，同樣能使牠的壽命延長。據推測，這種藥物連秀麗隱桿線蟲也適用，這點相當神奇，因為秀麗隱桿線蟲連血管都沒有。

顯而易見地，如果想擁有健康長壽的人生，避免高血壓是個好方法。可惜的是，血壓通常會隨年齡而升高。有人說這無法避免，但真的是這樣嗎？

委內瑞拉政府已在不知不覺間進行了一項獨特的實驗，有助於解答這個問題。在委內瑞拉和巴西交界處的亞馬遜河流域，有幾個部落仍保持傳統的狩獵採集生活方式。也就是說，他們靠狩獵取得肉類、採集各種可食用植物，而且生活中很少

用到科技產品。部落成員大量運動，但他們的生活方式也有時間進行放鬆和許多社交互動。

委內瑞拉政府在耶庫瓦納（Ye'kuana）部落的土地上建造了一條跑道。在遊客坐飛機來到這裡之後，部落居民也開始吃好吃的加工食品。而亞諾馬米（Yanomami）等鄰近部落仍然完全與世隔絕，維持傳統飲食。

美國科學家曾到委內瑞拉研究這樣的差異對部落居民的健康有何影響。他們發現，擁有跑道的耶庫瓦納人的血壓往往隨年齡而升高，和我們這些已開發國家人民一樣。但在與世隔絕的亞諾馬米部落，血壓則沒有隨年齡而升高的趨勢。這裡的人以傳統飲食維生，年齡漸長時沒有高血壓現象。科學家發現玻利維亞的奇馬內人（Tsimané）狀況也相同。在這裡，血壓也隨年齡而升高，但僅限於攝取加工食品的族群。

這代表血壓升高不一定是年老時必定會有的現象，它不是老化的「自然」結果。事實上，高血壓或許能完全避免，只需要搬到叢林裡，用長矛獵取食物就好。

如果做不到這點，我有幾個或許比較容易做到的建議。舉例來說，我們已經知道可能升高血壓的東西：感染巨細胞病毒。其他慢性病毒傳染病很可能也會如此，這再度凸顯了疫苗和衛生的重要性。

讓人驚奇的是，這也代表我們用來降低 LDL 值的方法大多也可以用來預防高血壓，包括攝取更多膳食纖維、減重、戒菸，當然還有吃大蒜。

然而，還有一種藥物降低血壓特別有效。不僅如此，它還能降血糖、提高自噬作用，還有增進粒線體功能。

1991 年，美國克里夫蘭的科學家開始針對這種藥物進行長期研究。他們徵求參與者，並把參與者分成兩組，讓各組服用不同的劑量。十五年後，科學家最後一次追蹤這些參與者並發表結果。他們發現，高劑量參與者的死亡機率比沒有服用的參與者**低 80%**。此外，高劑量也可以穩定增進參與者的健康。身體最好的一組服用的劑量最高，第二好的一組服用的劑量為第二高，依次類推到沒有服用藥物的一組。

……好，其實它不是藥物，而是運動。

克里夫蘭科學家做的其實是讓參與者站上跑步機，測量他們的心肺適能（cardiorespiratory fitness）以及他們的體態。在十五年的追蹤期中，他們發現體態最理想的一組在死亡風險上比體態最差的一組低 80%，而且發現運動沒有停止產生影響的高原期。這意味著即使在最頂端，把這些「菁英選手」和略遜一籌的參與者相比，較佳的體態還是具有效益。

★ ★ ★

運動的長期影響通常不容易研究。讀者或許認為要人長期改變**飲食**很困難,但想像一下讓數百人或數千人採取新的運動習慣並且堅持好幾年,會有多麼困難。由於這樣的困難,針對運動進行的研究大多是相關性研究。在某些研究中(例如前面在克里夫蘭進行的研究),科學家測量的是心肺適能。但其他許多運動研究要求參與者自己回報活動程度。讓所有人驚訝的是,大多數人都會明顯誇大自己的運動量。

這點降低了這類研究的可靠度,但方向確實是正面的。如果參與者的實際運動量比自己宣稱的少很多,科學家仍然發現有效,就表示運動的效益比原先想的更大。而且我們可能不需要運動那麼多,就能獲得效益。

關於運動的定性長期研究很難執行,不過短期介入實際上可行得多。這類研究指出運動可引發各種有益的適應作用,我們已經知道這些作用都有助於延長壽命:提升粒線體數量和功能、提高胰島素敏感性、提升自噬作用,以及提升免疫系統功能等等。

運動是激效作用的例子,我們已經知道,這表示運動的效益出現在恢復期間。舉例來說,在運動期間,血壓、血糖、氧化壓力和發炎程度都會提高。但就長期而言,運動可以**降低**靜息血壓、**改善**血糖值,**減少**發炎和氧化壓力。我們會變得恢復力更強,以便適應運動的壓力。然而,運動藉由激效作用

為何龍蝦不會變老,
水母會逆齡,人類卻無法?

發揮功效時一定會有個極限。在某個臨界點，壓力因子會變得太大。問題在於，我們這種一般人是否需要擔心運動的極限。換句話說，只是每星期當作休閒慢跑幾次，會不會到達這個極限？還是要參加橫越美國長跑賽或撒哈拉沙漠馬拉松才有可能碰到？

依據克里夫蘭的研究，我們完全不用擔心。即使是活動量最大的參與者，身體也相當好，我們可以放心遵守運動越多越好的準則。但顯而易見地，這件事還是必須傾聽自己的身體。別忘了，運動是在我們復原時才對健康有益。

傳統的運動方式是「穩定狀態」（steady-state）運動。在這種方式中，我們提高脈搏、進行適當程度的活動，並且持續活動一段很長的時間。這類運動的例子包括跑步、騎單車、游泳，甚至爬山。這類習慣很好，但很容易受到頭號不運動的藉口影響——我沒有時間。如果有人宣稱自己從沒用過這個藉口，多半是在說謊。有個可能的解決方案是間歇運動，又稱為高強度間歇運動（High Intensity Interval Training，HIIT）。這類運動是短時間的激烈活動和休息交替進行，例如快跑二十秒，休息二十秒，快跑二十秒等，如此持續五到十五分鐘。這麼做的目的，是為了達到比穩定狀態運動更高的活動程度。這麼做可能很有效益，因為由高強度的急性壓力因子造成的激效作用通常最有效。支持者認為，HIIT 的效益和穩定狀態運動一樣，研究結果也支持這個想法。一項大型統合分析指出，

間歇運動降低發炎和氧化壓力的程度高於穩定狀態運動。而且在此同時，它提升胰島素敏感性的程度也較高。另一項研究指出，間歇運動減重的效果，比中等程度的穩定狀態運動高出25% 左右。

最佳的體適能方法，可能還包括穩定狀態運動和間歇運動。舉例來說，一位跑者可以照常慢跑，但有時做一些衝刺訓練。不過也不要為了追求完美而影響運動意願。研究指出，做任何運動都比不做來得好，而且最好把運動當成規律的習慣。選擇自己喜歡的運動會比較容易養成習慣。

有一種小鼠稱為「肌肉鼠」。這種小鼠的肌肉量是一般小鼠的兩倍，體脂肪也比較低。牠是所有健身愛好者夢寐以求的目標，不需要長時間待在健身房，也不需要吃一堆水煮雞胸肉。這種肌肉鼠的肌肉之所以異常發達，是因為牠的肌肉生長抑制素（myostatin）基因有缺陷。肌肉生長抑制素通常會抑制基因生長，所以若它停止作用，肌肉就會長得更大。有趣的是，我們還知道有些動物也可能有肌肉生長抑制素缺陷，包括貓、狗、羊，沒錯，還有人類。舉例來說，2004 年在德國有一個男孩的兩個肌肉生長抑制素都有突變。醫師說他一生下來就「肌肉極度發達」。不出所料地，他的母親是個運動員。

肌肉生長抑制素對我們而言格外有意思，因為肌肉鼠不僅肌肉極度發達，壽命也比一般小鼠更長。肌肉生長抑制素在大

多數哺乳類體內作用相似，所以或許我們也應該降低體內的肌肉生長抑制素的數值。我想未來一定會有人找出以醫學方式達成這目標但又沒副作用的方法，並因此成為登上富比士名單頂端的矽谷人士。不過就現在而言，最好的選擇還是老方法——舉重。舉重可以讓肌肉慢慢增大的途徑，正是降低肌肉生長抑制素。

我們老化時，肌肉容易流失。80 歲將會流失 50% 的肌纖維。所以人會隨老化而逐漸衰弱，罹患疾病時的復原能力也會降低。肌肉量少或握力低的人往往死得較早，但重量訓練可以提供兩方面的助益。第一，如果肌肉量較大時就開始，可以延長肌肉流失造成問題的時間。第二，重量訓練能藉由激效作用阻止肌肉流失。承擔重量的壓力可促使身體努力維持肌肉和強化肌力。同樣地，重量訓練也能阻止骨密度隨年齡流失。許多年長者有骨質疏鬆問題，尤其是年長女性。同樣地，藉由重量訓練對骨骼施加壓力，可以防止骨質疏鬆。所以結論是對長壽而言，有氧運動確實是最重要的運動，但加入重量訓練則大有助益。如果可以的話，最理想的運動計畫應該包含穩定狀態運動、間歇運動和重量訓練。

為何龍蝦不會變老，
水母會逆齡，人類卻無法？

— 24 —
精神比物質更重要

想像我們是兩位醫師，有個朋友約翰過來就醫。約翰說他頭痛，我們告訴他沒問題，我們有治療頭痛的藥。但我們騙了約翰，我們給他的不是止痛藥。我們說他拿的是藥，但其實只是糖錠。約翰向我們道謝，拿了一杯水吞下藥丸。

那麼，糖錠應該完全沒有治療效果。但不久之後，約翰開始輕鬆下來，謝謝我們治好了他的頭痛。約翰是在說謊嗎？

不是的。約翰的狀況是典型的安慰劑效應。這是我們心中的期望產生實際藥物作用的現象。換句話說，在這種現象中，藥物產生作用的原因不是某種高科技分子，而是患者認為它有效。有許多例子可以證明，安慰劑效應是許多醫學治療中相當重要的部分，尤其是與心理有關的時候。因此，安慰劑效應可以隨患者的相信程度而加強。如果患者相信這種藥是新藥、這種藥很貴、這種藥很大或（因為某種原因）是紅色的，效果往往還會更好。

用糖錠治療頭痛很有趣，但還有些非常奇怪的例子，例如在**手術中**使用安慰劑。在一項研究中，一群研究學者治療膝部關節炎的患者。這種病症相當痛楚而且難以治療，但有時能以手術緩解。醫師會先麻醉患者，接著切開患者膝部。然而，其實只有幾位患者真的接受手術，其他患者只是重新縫合，除了原本的傷口之外沒有進行其他介入。醫師沒告訴患者實情，所以患者認為自己真的接受了手術。令人難以置信的是，後來幾個月，安慰劑手術的效果和真實手術相同，兩組患者同樣表示疼痛減少了。

在某些研究中，醫師甚至向病患坦承自己使用安慰劑。這些醫師告訴患者：「這只是安慰劑治療，我們其實什麼都沒做。不過先前有研究證實這種安慰劑治療有效。」結果，這樣的治療也生效了。舉例來說，在一項研究中，醫師讓大腸激躁症患者服用糖錠，而且坦白說明。儘管如此，患者的症狀仍然有所改善。

我認為好消息是只要讀者相信我說的正確，本書中的建議就能幫助讀者延長壽命。好，要延長壽命需要的或許不只是「達成信念」，但研究確實指出，覺得自己比實際年齡年輕的人，通常壽命比較長。同樣地，我們也知道樂觀的人通常壽命比較長。

安慰劑效應說明我們的精神狀態主導我們的身體，甚至可

能影響我們對食物的反應。在一項十分傑出的研究中，科學家讓參與者喝下含糖飲料。他們告訴某幾位參與者，這杯飲料是高糖飲料，但告訴另外幾位參與者是低糖飲料。後來，即使兩組人喝下的飲料相同，但**身體反應完全不同**。認為自己喝下高糖飲料的參與者血糖上升幅度，大於認為自己喝下低糖飲料的參與者。

接下來是安慰劑不好的一面。安慰劑效應有個邪惡的雙胞胎，稱為反安慰劑效應。在這類現象中，自動實現的是**負面**期望。有個很好的例子是在一項研究中，研究學者宣稱要測量擁有良好體型的遺傳潛能。科學家告訴某些參與者，他們比較容易擁有不良體型，但其實完全是在說謊。後來，這些人在身體檢驗中的表現，確實比相信自己容易擁有良好體型的人差。

★ ★ ★

養狗也和長壽有關。擁有親密的家庭關係和友誼也有同樣的效果。在一項研究中，學者讀過許多自傳，比較「父親」、「母親」、「手足」和「鄰居」等社會角色相關單字出現在書中的頻率。最常使用這類單字的幾位作者，壽命比最少使用這類單字的作者壽命長了六年以上。

這個關聯讓我們理解到本書中提到的所有祕訣和技巧都是不夠的。健康的飲食攝取、運動和試驗各種生活方式或許可以

為我們取得很大的進展，但沒辦法帶我們底達終點。

我們要談的最後一個要素是社會關係。現在我們知道，心理狀態對我們的身體健康十分重要。身為人類，我們最深層的心理需求是歸屬感。因為這個緣故，寂寞其實是與早死關係最密切的因素，程度甚至超越過重。我們對對社會連結的需求有著非常悠久的歷史，連人類的遠親也有這樣的需求。即使是狒狒，社會連結較強的個體也比社會連結較弱又不穩定的個體活得更久。

除了與他人相處帶來的快樂和舒適，我們也能從社會關係取得重要的意義感和責任感。針對長壽進行的田野一再發現，長壽的人擁有強大的意義感和目的感，而且在任何年紀都相當投入這個世界。他們不會把人生劃分成「工作」和「退休」，而會一生持續承擔工作和責任，即使將工作縮小到「每週日幫孫子做菜」或是「每天掃樓梯」都好。有個特別的例子是西元 2000 年後死亡率突然升高，彷彿許多人把活到 2000 年當成目標才繼續活著，達成目標之後就放手了。

後記

　　我們為了尋找健康長壽生活的祕密而走訪世界各地，從格陵蘭海、復活節島，一直到裸鼴鼠在非洲的地下洞穴王國。在這個過程中，我們認識了老派探險家、自我實驗者，當然還有世界上最傑出的科學家。無論讀者是誰或是在哪裡讀到這本書，我都希望你們喜歡這趟旅程。

　　老化研究現在還處於萌芽期，但就像前面提到的，我們已經獲得許多重要的進展。未來幾年內，這個雪球將越滾越大。我們為何老化？以及最重要的——如何對抗老化？這是歷史上最古老的問題，甚至比文明本身更加古老。從這本書可以看出我們今日就跟古人一樣，依舊對這個問題充滿興趣。

　　悲觀者或許不會看好這種試圖延長壽命的雄心，但對抗老化是神聖的戰爭。世界上有許多因素使我們分成不同陣營。我們付出慘痛的代價，瞭解要讓所有人團結，最好的做法是對抗共同的敵人。這一次，我們有機會把這點變成好事。因為每個人都會變老，無論種族、國籍、性別、收入多寡和教育程度。

我們都在同一條船上，這也表示任何進展都能讓所有人受惠。

　　如果醫療科學進展能持續下去，未來我們無疑將能擊敗老化，這只是時間問題。我希望五十年後有人發現這本小書，對它的簡單投以微笑，並對這本書之後的許多發現報以感激。但這場對抗老化的戰爭要花費五十年、五百年還是五千年，沒有人知道。到某個時候，某個世代將成為受老化影響的最後一代。我們或許期望自己就是那一代，但我們大概不會那麼幸運就是了。

——尼可拉斯・布倫柏格寫於哥本哈根（2022）

致謝

　　我想感謝傑出的編輯 Izzy Everington 和 Hodder Studio 的其他成員，謝謝他們努力完成這本書。在他們的協助下，這本書完全超越了我的期望。我還想感謝 Elizabeth deNoma 協助翻譯丹麥文原書，Tara O'Sullivan 在編輯時讓我的英文增色不少，Lydia Blagden 設計的精美封面，以及 Purvi Gadia 辛苦主持這本書到最後階段。

　　我還想感謝我的經紀人 Paul Sebes、Rik Kleuver 和 Sebes & Bisseling Literary Agency 其他團隊成員。由於他們的傑出才華，這本書得以真正走向全世界。這本書在撰寫時已經翻譯成世界各地二十二種文字，毫無減慢的跡象。接到 Paul 和 Rik 的電話總是十分令人興奮，但我特別感謝他們在這次翻譯工作中扮演的重要角色，包括翻譯成世界語言英文和科學語言兩方面。

　　此外，我還想感謝位於 Forlaget Grønningen 1 的優秀丹麥出版人 Louise Vind 和 Marianne Kiertzner。信不信由你，當初在我自己的國家，每家出版社都回絕了這本書。事實上，我花

在出版這本書上的時間比寫這本書的時間還多。幸運的是,我後來認識了 Louise 和 Marianne,他們不久後就決定出版。其餘部分已成了歷史,第一版在開賣當天就賣完,*Jellyfish Age Backwards* 這本書也成為當年非文學類書籍銷售量冠軍。

最後我想感謝我的家人,並把這本書獻給他們。我想活得更久一點,就是為了跟你們一起創造更多的回憶。

參考書目

前言：青春之泉

Conese, M., Carbone,A., Beccia, E.,Angiolillo.A.'The Fountain of Youth: A tale of parabiosis, stem cells, and rejuvenation', *Open Medicine*, vol. 12, 2017, pp. 376–383.

Grundhauser,E.'TheTrue Story of Dr.Voronoff's Plan to Use Monkey Testicles to Make Us Immortal', atlasobscura.com, 13 October 2015.

01 長壽紀錄簿

Nielsen, J. et al. 'Eye lens radiocarbon reveals centuries of longevity in the Greenland shark (*Somniosus microcephalus*)', *Science*, vol. 353, no. 6300, 2016, pp. 702–704.

Keane, M. et al. 'Insights into the evolution of longevity from the bowhead whale genome', *Cell Reports*, vol. 10, no. 1, 2015, pp. 112–122.

Bailey, D.K. 'Pinus Longaeva', *The Gymnosperm Database*, www.conifers.org/pi/Pinus_longaeva.php.

Rogers, P., McAvoy, D. 'Mule deer impede Pando's recovery: Implications for aspen resilience from a single-genotype forest', *PLOS ONE*, vol. 13, no. 10, 2017.

Robb, J.,Turbott, E.'Tu'i Malila,"Cook's Tortoise"', *Records of the Auckland Institute and Museum*, vol. 8, 17 December 1971, pp. 229–233.

Morbey,Y., Brassil, C., Hendry,A.'Rapid Senescence in Pacific Salmon', *The American Naturalist*, vol. 166, no. 5, 2005, pp. 556–568.

Wang, Z., Ragsdale, C. 'Multiple optic gland signaling pathways implicated in octopus maternal behaviors and death', *Journal of Experimental Biology*, vol.

221, no. 19, 2018.

Bradley, A., McDonald, I., Lee, A. 'Stress and mortality in a small marsupial (Antechinus stuartii, Macleay)', *General and Comparative Endocrinology*, vol. 40, no. 2, 1980, pp. 188–200.

White, J., Lloyd, M.'17-Year Cicadas Emerging After 18Years:A New Brood?' *Evolution*, vol. 33, no. 4, 1979, pp. 1193–1199. Sweeney,B.,Vannote,R.'Po pulation Synchrony in Mayflies:A Predator Satiation Hypothesis', *Evolution*, vol. 36, no. 4, 1982, pp. 810–821.

'Century plant', *Encyclopaedia Britannica*, www.britannica.com/plant/century-plant-Agave-genus, 2020.

Bavestrello, G., Sommer, C., Sarà, M. 'Bi-directional conversion in Turritopsis nutricula (Hydrozoa)', *Scientia Marina*, vol. 56, no. 2–3, 1992, pp. 137–140.

Carla', E., Pagliara, P., Piraino, S., Boero, F., Dini, L.'Morphological and ultrastructural analysis of Turritopsis nutricula during life cyclereversal', *Tissue and Cell*, vol. 35, no. 3, 2003, pp. 213–222.

Kubota, S. 'Repeating rejuvenation in Turritopsis, an immortal hydrozoan (Cnidaria, Hydrozoa)', *Biogeography*, vol. 13, 2011, pp. 101–103.

Bowen, I., Ryder,T., Dark, C. 'The effects of starvation on the planarian worm Polycelis tenuis iijima', *Cell and Tissue Research*, vol.169, no. 2, 1976, pp. 193–209.

Bidle, K., Lee, S., Marchant, D., Falkowski, P.'Fossil genes and microbes in the oldest ice on Earth', *Proceedings of the National Academy of Sciences of the United States of America*, vol. 104, no. 33, 2007, pp. 13455–13460.

Austad, S. 'Retarded senescence in an insular population of Virginia opossums (Didelphis virginiana)', *Journal of Zoology*, vol. 229, no. 4, 1993, pp. 695–708.

Austad, S., Fischer, K. 'Mammalian Aging, Metabolism, and Ecolo- gy: Evidence From the Bats and Marsupials', *Journal of Gerontology*, vol. 46, no. 2, 1991, pp. B47–B53.

Wodinsky, J. 'Hormonal inhibition of feeding and death in Octopus: Control by optic gland secretion', *Science*, vol. 198, no. 4320, 1977, pp. 948–951.

Lewis, K., Buffenstein, R. 'The Naked Mole–Rat: A Resilient Rodent Model of Aging, Longevity, and Healthspan', *Handbook of the Biology of Aging: Eighth Edition*, Elsevier Inc., 2015, pp. 179–204.

Buffenstein, R.'Naked mole–rat (Heterocephalus glaber) longevity, ageing, and life history', *An Age:The Animal and Longevity Database*, https://genomics.senescence.info.

Sahm, A. et al. 'Long–lived rodents reveal signatures of positive selection in genes associated with lifespan', *PLoS Genetics*, vol. 14, no. 3, 2018.

02 太陽、棕櫚樹和永生

Buettner, D. The Blue Zones: 9 lessons for living longer from the people who've lived the longest, *National Geographic Books*, 2008.

Poulain, M., Herm,A., Pes, G. 'The Blue Zones: areas of exceptional longevity around the world', *Vienna Yearbook of Population Research*, vol. 11, 2013, pp. 87–108.

Rosero–Bixby, L., Dow,W., Rehkopf, D.'The Nicoya region of Costa Rica: A high longevity Island for elderly males', *Vienna Yearbook of Population Research*, vol. 11, no. 1, 2013, pp. 109–136.

Hokama,T., Binns, C. 'Declining longevity advantage and low birthweight in Okinawa', *Asia–Pacific Journal of Public Health*, vol. 20, October 2008, suppl: 95–101.

Newman, S. J.'Supercentenarians and the oldest–old are concentrated into regions with no birth certificates and short lifespans', *bioRxiv*, 704080, May 2020, doi: https://doi. org/10.1101/704080.

'2019 Human Development Report', United Nations Development Program, 2019.

'Life expectancy at birth,total (years)',*The World Bank*,2020, https://data.worldbank.org/indicator/SP.DYN.LE00.IN.

'More than 230,000 Japanese centenarians "missing" ', *BBC*, September 2010.

03 被高估的基因

Segal, N. 'Twins: A window into human nature', TEDx, Manhattan Beach, 2017, www.ted.com/talks/nancy_segal_twins_a_window_into_human_nature.

Herskind,A., McGue, M., Holm, N., Sørensen,T., Harvald, B.,Vaupel, J.'The heritability of human longevity:A population-based study of 2872 Danish twin pairs born 1870–1900', *Human Genetics*, vol. 97, no. 3, 1996, pp. 319–323.

Mitchell,B.,Hsueh,W.,King,T.,Pollin,T.,Sorkin,J.,Agarwala,R., Schäffer,A., Shuldiner,A.'Heritability of life span in the Old Order Amish', *American Journal of Medical Genetics*, vol. 102, no. 4, 2001, pp. 346–352.

Kerber, R., O'Brien, E., Smith, K., Cawthon, R.'Familial excess longevity in Utah genealogies', *Journals of Gerontology, Series A: Biological Sciences and Medical Sciences*, vol. 56, no. 3, 2001, pp. B130–B139.

Ljungquist, B., Berg, S., Lanke, J., McClearn, G., Pedersen, N.'The effect of genetic factors for longevity:A comparison of identical and fraternal twins in the Swedish Twin Registry', *Journals of Gerontology, Series A: Biological Sciences and Medical Sciences*, vol. 53, no. 6, 1998, pp. M441–M446.

Graham Ruby, J. et al. 'Estimates of the heritability of human lon- gevity are substantially inflated due to assortative mating', *Genetics*, vol. 210, no. 3, 2018, pp. 1109–1124.

Melzer, D., Pilling, L.C., Ferrucci, L. 'The genetics of human ageing', *Nature Reviews Genetics*, vol. 21, 2020, pp. 88–101.

Timmers, P. et al. 'Genomics of 1 million parent lifespans implicates novel pathways and common diseases and distinguishes survival chances', *eLife*, vol. 8, 2019.

Lio, D., Pes, G., Carru, C., Listì, F., Ferlazzo,V., Candore, G., Colonna-Romano, G., Ferrucci, L., Deiana, L., Baggio, G., Franceschi, C., Caruso, C.'Association between the HLA-DR alleles and longevity: A study in Sardinian population', *Experimental Gerontology*, vol. 38, no. 3, 2003, pp. 313–318.

Sun, X., Chen,W.,Wang,Y.'DAF-16/FOXO transcription factor in aging and longevity', *Frontiers in Pharmacology*, vol. 8, 2017.

Raygani, A., Zahrai, M., Raygani, A., Doosti, M., Javadi, E., Rezaei, M.,

Pourmotabbed,T.'Association between apolipoprotein E polymorphism and Alzheimer disease in Tehran, Iran', *Neuroscience Letters*, vol. 375, no. 1, 2005, pp. 1–6.

Liu, S., Liu, J.,Weng, R., Gu, X., Zhong, Z. 'Apolipoprotein E gene polymorphism and the risk of cardiovascular disease and type 2 diabetes', *BMC Cardiovascular Disorders*, vol. 19, no. 1, 2019, p. 213.

Zook, N.,Yoder, S. 'Twelve Largest Amish Settlements, 2017', Center for Anabaptist and Pietist Studies, Elizabethtown College, 2017, https://groups.etown.edu/amishstudies/statistics/largest-settlements.

Khan, S, Shah, S. et al. 'A null mutation in SERPINE1 protects against biological aging in humans', *Science Advances*, vol. 3, no. 11, 2017.

04 永生的缺點

Shklovskii, B.I.'A simple derivation of the Gompertz law for human mortality',*Theory in Biosciences*, vol. 123, 2005, pp. 431–433.

Christensen, K., McGue, M., Peterson, I., Jeune, B.,Vaupel, J.W. 'Exceptional longevity does not result in excessive levels of disability', *Proceedings of the National Academy of Sciences of the United States of America*, vol. 105, no. 36, 2008, pp. 13274–13279. doi:10.1073/pnas.0804931105.

Heron, M. 'Deaths: Leading Causes for 2019', *National Vital Statistics Report*, National Center for Health Statistics, vol. 70, no. 9, 2021. doi: https://dx.doi.org/10.15620/cdc:10702.

Arias, E., Heron, M.,Tejada-Vera, B. *National Vital Statistics Reports*, vol. 61, no. 9, 31 May 2013.

Arancio,W., Pizzolanti, G., Genovese, S., Pitrone, M., Giordano, C. 'Epigenetic Involvement in Hutchinson-Gilford Progeria Syndrome: A Mini-Review', *Gerontology*, vol. 60, no. 3, 2014, pp. 197–203.

Medawar, P. An Unsolved Problem of Biology, H.K. Lewis, 1952. Fabian, D. 'The evolution of aging', *Nature Education Knowledge*, vol. 3, 2011, pp. 1–10.

Loison,A. et al.'Age specific survival in five populations of ungulates: evidence of senescence', *Ecology*, vol. 80, no. 8, 1999, pp. 2539–2554.

Williams, G. 'Pleiotropy, Natural Selection, and the Evolution of Senescence', *Evolution*, vol. 11, no. 4, 1957, pp. 398–411.

Friedman, D., Johnson,T.'A mutation in the age-1 gene in Caenorhabditis elegans lengthens life and reduces hermaphrodite fertility', *Genetics*, vol. 118, no. 1, 1988.

05 凡殺不死你的……

Denham,H.'Aging:ATheory Based on Free Radical and Radiation Chemistry', *Journal of Gerontology*, vol. 11(3): pp. 298–300, 1956. https://doi.org/10.1093/geronj/11.3.298

Bjelakovic, G., Nikolova, D., Gluud, L.L., Simonetti, R.G., Gluud, C.'Mortality in randomized trials of antioxidant supplements for primary and secondary prevention: systematic review and meta-analysis', *JAMA*, 297(8):842–57, 2007. doi: 10.1001/ jama.297.8.842.

Yang,W., Hekimi, S.'A Mitochondrial Superoxide Signal Triggers Increased Longevity in Caenorhabditis elegans', *PLOS Biology*, vol. 8, no. 12, 2010.

Hwang, S., Guo, H. et al.'Cancer risks in a population with prolonged low doserate γ-radiation exposure in radio-contaminated buildings, 1983–2002', *International Journal of Radiation Biology*, vol. 82, no. 12, 2006, pp. 849–858.

Sponsler, R., Cameron, J.'Nuclear shipyard worker study (1980–1988): a large cohort exposed to low-dose-rate gamma radiation', *International Journal of Low Radiation*, vol. 1, no. 4, 2005, pp. 463–478.

David,E.,Wolfson,M.,Fraifeld,V.'Background radiation impacts human longevity and cancer mortality: Reconsidering the linear no-threshold paradigm', *Biogerontology*, vol. 22, no. 2, 2021, pp. 189–195.

Berrington,A., Darby, S.,Weiss, H., Doll, R.'100 years of observation on British radiologists: Mortality from cancer and other causes 1897–1997', *British Journal of Radiology*, vol. 74, no. 882, 2001, pp. 507–519.

McDonald, J. et al. 'Ionizing radiation activates the Nrf2 antioxidant response',

Cancer Research, vol. 70, no. 21, 2010, pp. 8886–8895.

Nabavi, S.F., Barber, A.J., et al. 'Nrf2 as molecular target for polyphenols:A novel therapeutic strategy in diabetic retinopathy', Critical Reviews in Clinical Laboratory Sciences, vol. 53(5), 2016. https://doi.org/10.3109/10408363.2015. 1129530.

Chaurasiya, R., Sakhare, P., Bhaskar, N., Hebbar, H. 'Efficacy of reverse micellar extracted fruit bromelain in meat tenderization', Journal of Food Science and Technology, vol. 52, no. 6, 2015, pp. 3870–3880.

Montgomery, M., Hulbert,A., Buttemer,W.'Does the oxidative stress theory of aging explain longevity differences in birds? I. Mitochondrial ROS production', Experimental Gerontology, vol. 47, no. 3, 2012, pp. 203–210.

Lewis, K.,Andziak, B.,Yang,T., Buffenstein, R.'The naked mole-rat response to oxidative stress: Just deal with it', Antioxidants and Redox Signaling, vol. 19, no. 12, 2013, pp. 1388–1399.

Burtscher, M.'Lower mortality rates in those living at moderate altitude',Aging, vol. 8, no. 100, 2016, pp. 2603–2604.

Faeh, D., Gutzwiller, F., Bopp, M.'Lower mortality from coronary heart disease and stroke at higher altitudes in Switzerland', Circulation, vol. 120, no. 6, 2009, pp. 495–501.

Baibas, N.,Trichopoulou,A.,Voridis, E.,Trichopoulos, D.'Residence in mountainous compared with lowland areas in relation to total and coronary mortality. A study in rural Greece', Journal of Epidemiology and Community Health, vol. 59, no. 4, 2005, pp. 274–278.

Thielke, S., Slatore, C., Banks,W.'Association between Alzheimer, dementia, mortality rate and altitude in California counties', JAMA Psychiatry, vol. 72, no. 12, 2015, pp. 1253–1254.

Laukkanen, J., Laukkanen,T., Kunutsor, S.'Cardiovascular and Oth- er Health Benefits of Sauna Bathing:A Review of the Evidence', Mayo Clinic Proceedings, vol. 93, no. 8, 2018, pp. 1111–1121.

Darcy, J.,Tseng,Y.'ComBATing aging – does increased brown adipose tissue activity confer longevity?', GeroScience, vol. 41, no. 3, 2019, pp. 285–296.

Schmeisser, S., Schmeisser, K. et al.'Mitochondrial hormesis links low-dose arsenite exposure to lifespan extension', *Aging Cell*, vol. 12, no. 3, 2013, pp. 508–517.

Oelrichs, P., MacLeod, J., Seawright, A., Ng, J.'Isolation and characterisation of urushiol components from the Australian native cashew (Semecarpus australiensis)', *Natural Toxins*, vol. 5, no. 3, 1998, pp. 96–98.

Jonak, C., Klosner, G., Trautinger, F.'Significance of heat shock proteins in the skin upon UV exposure', *Frontiers in Bioscience*, vol. 14 no. 12, 2009, pp. 4758–4768.

06 體型重要嗎？

Laron, Z., Lilos, P., Klinger, B.'Growth curves for Laron syndrome', *Archives of Disease in Childhood*, vol. 68, no. 6, 1993, pp. 768–770.

Guevara-Aguirre, J. et al.'Growth hormone receptor deficiency is associated with a major reduction in pro-aging signaling, cancer, and diabetes in humans', *Science Translational Medicine*, vol. 3, no. 70, 2011.

Bartke, A., Brown-Borg, H. 'Life Extension in the Dwarf Mouse', *Current Topics in Developmental Biology*, vol. 63, 2004, pp. 189–225.

Salaris, L., Poulain, M., Samaras, T.'Height and survival at older ages among men born in an inland village in Sardinia (Italy), 1866-2006', *Biodemography and Social Biology*, vol. 58, no. 1, 2012, pp. 1–13.

Samaras, T., Elrick, H., Storms, L.'Is height related to longevity?', *Life Sciences*, vol. 72, no. 16, 2003, pp. 1781–1802.

Kurosu, H. et al. 'Physiology: Suppression of aging in mice by the hormone Klotho', *Science*, vol. 309, no. 5742, 2005, pp. 1829–1833.

Vitale, G. et al. 'Low circulating IGF-I bioactivity is associated with human longevity: Findings in centenarians' offspring', *Aging*, vol. 4, no. 9, 2012, pp. 580–589.

Zarse, K. et al.'Impaired insulin/IGF1 signaling extends life span by promoting mitochondrial L-proline catabolism to induce a transient ROS signal', *Cell Metabolism*, vol. 15, no. 4, 2012, pp. 451–465.

Zoledziewska, M. et al.'Height-reducing variants and selection for short stature in Sardinia', *Nature Genetics*, vol. 47, no. 11, 2015, pp. 1352–1356.

Wolkow, C., Kimura, K., Lee, M., Ruvkun, G. 'Regulation of C. elegans life span by insulin-like signaling in the nervous system', *Science*, vol. 290, no. 5489, 2000, pp. 147–150.

07 復活節島的祕密

Halford, B.'Rapamycin's secrets unearthed', *C&EN Global Enterprise*, vol. 94, no. 29, 2016, pp. 26–30.

Dominick, G. et al. 'Regulation of mTOR Activity in Snell Dwarf and GH Receptor Gene-Disrupted Mice', *Endocrinology*, vol. 156, no. 2, 2015, pp. 565–75.

Sharp, Z., Bartke,A.'Evidence for Down-Regulation of Phosphoinositide 3-Kinase/ Akt/Mammalian Target of Rapamycin (PI3K/Akt/mTOR)-Dependent Translation Regulatory Signaling Pathways in Ames Dwarf Mice', *The Journals of Gerontology, Series A: Biological Sciences and Medical Sciences*, vol. 60, no. 3, 2005, pp. 293–300.

Bitto,A.et al.'Transient rapamycin treatment can increase lifespan and healthspan in middle-aged mice', *eLife*, vol. 5, 2016.

Zhang,Y. et al. 'Rapamycin Extends Life and Health in C57BL/6 Mice', *The Journals of Gerontology, Series A: Biological Sciences and Medical Sciences*, vol. 69A, no. 2, 2014.

Mannick, J. et al. 'TORC1 inhibition enhances immune function and reduces infections in the elderly', *Science Translational Medicine*, vol. 10, no. 449, 2018, p. 1564.

Arriola Apelo, S., Lamming, D.'Rapamycin:An InhibiTOR of aging emerges from the soil of Easter Island', *The Journals of Gerontology, Series A: Biological Sciences and Medical Sciences*, vol. 71, no. 7, 2016, pp. 841–849.

Leidal,A., Levine, B., Debnath, J.'Autophagy and the cell biology of age-related disease', *Nature Cell Biology*, vol. 20, 2018, pp. 1338–1348.

Dai, D. et al.'Altered proteome turnover and remodeling by short-term caloric restriction or rapamycin rejuvenate the aging heart', *Aging Cell*, vol. 13, no. 3, 2014, pp. 529–539.

Bitto,A.et al.'Transient rapamycin treatment can increase lifespan and healthspan in middle-aged mice', *eLife*, vol. 5, 2016.

08 統合者

Mujahid N. et al. 'A UV-Independent Topical Small-Molecule Approach for Melanin Production in Human Skin', *CellReports*, vol. 19, 2017, pp. 2177–2184.

'The Nobel Prize in Physiology or Medicine 2016', NobelPrize.org, 2020.

Kumsta, C., Chang, J., Schmalz, J., Hansen, M.'Hormetic heat stress and HSF-1 induce autophagy to improve survival and proteostasis in C. Elegans', *Nature Communications*, vol. 8, no. 1, 2017, pp. 1–12.

Rodriguez,K.et al.'Walking the Oxidative StressTightrope:A Perspective from the Naked Mole-Rat, the Longest-Living Rodent', *Current Pharmaceutical Design*, vol. 17, no. 22, 2011, pp. 2290–2307.

Kacprzyk, J., Locatelli, A. et al. 'Evolution of mammalian longevity: age-related increase in autophagy in bats compared to other mammals', *Aging*, vol. 13, no. 6, 2021, pp. 7998–8025.

Pugin, B. et al.'A wide diversity of bacteria from the human gut produces and degrades biogenic amines', *Microbial Ecology in Health and Disease*, vol. 28, no. 1, 2017.

Eisenberg,T. et al.'Cardioprotection and lifespan extension by the natural polyamine spermidine', *Nature Medicine*, vol. 22, no. 12, 2016, pp. 1428–1438.

Kiechl, S. et al.'Higher spermidine intake is linked to lower mortality: A prospective population-based study', *American Journal of Clinical Nutrition*, vol. 108, no. 2, 2018, pp. 371–380.

Nishimura, K., Shiina, R., Kashiwagi, K., Igarashi, K.'Decrease in Polyamines with Aging and Their Ingestion from Food and Drink', *The Journal of Biochemistry*, vol. 139, no. 1, 2006, pp. 81–90.

09 不受歡迎的高中生物

Crane, J., Devries, M., Safdar,A., Hamadeh, M.,Tarnopolsky, M.'The effect of aging on human skeletal muscle mitochondrial and intramyocellular lipid ultrastructure', *Journals of Gerontology, Series A: Biological Sciences and Medical Sciences*, vol. 65, no. 2, 2010, pp. 119–128.

Conley, K., Jubrias, S., Esselman, P.'Oxidative capacity and ageing in human muscle', *Journal of Physiology*, vol. 526, no. 1, 2000, pp. 203–210.

Picca,A. et al.'Update on mitochondria and muscle aging:All wrong roads lead to sarcopenia', *Biological Chemistry*, vol. 399, no. 5, 2018, pp. 421–436.

Sun, N. et al.'Measuring InVivo Mitophagy,' *Molecular Cell*, vol. 60, no. 4, 2015, pp. 685–696.

Oliveira,A., Hood, D.'Exercise is mitochondrial medicine for muscle', *Sports Medicine and Health Science*, vol. 1, no. 1, 2019, pp. 11–18.

Van Remmen, H. et al. 'Life-long reduction in MnSOD activity results in increased DNA damage and higher incidence of cancer but does not accelerate aging', *Physiological Genomics*, vol. 16, no. 1, 2004, pp. 29–37.

Zhang,Y. et al. 'Mice deficient in both Mn superoxide dismutase and glutathione peroxidase-1 have increased oxidative damage and a greater incidence of pathology but no reduction in longevity,' *Journals of Gerontology, Series A: Biological Sciences and Medical Sciences*, vol. 64, no. 12, 2009, pp. 1212–1220.

Andreux, P.A. et al. 'The mitophagy activator urolithin A is safe and induces a molecular signature of improved mitochondrial and cellular health in humans', *Nature Metabolism*, vol. 1, no. 6, 2019, pp. 595–603.

10 永生的冒險

M. Funk,'Liz Parrish Wants to Live Forever', outsideonline.com, 18 July 2018.

Okuda, K., Bardeguez, A. et al. 'Telomere Length in the Newborn', *Pediatric Research*, vol. 52. no. 3, 2002, pp. 377–381.

Armanios, M., Blackburn, E. 'The telomere syndromes', *Nature Reviews Genetics*, vol. 13, no. 10, 2012, pp. 693–704.

Arai,Y. et al. 'Inflammation, But Not Telomere Length, Predicts Successful Ageing at Extreme Old Age: A Longitudinal Study of Semi-supercentenarians', *eBio*

Medicine, vol. 2, no. 10, 2015, pp. 1549–1558.

Hayflick, L., Moorhead, P.'The serial cultivation of human diploid cell strains', *Experimental Cell Research*, vol. 25, no. 3, 1961, pp. 585–621.

'The Nobel Prize in Physiology or Medicine 2009', NobelPrize.org, 2020.

Cawthon, R., Smith, K., O'Brien, E., Sivatchenko,A., Kerber, R. 'Association between telomere length in blood and mortality in people aged 60 years or older', *Lancet*, vol. 361, no. 9355, 2003, pp. 393–395.

Shay, J., Bacchetti, S. 'A survey of telomerase activity in human cancer', *European Journal of Cancer Part A*, vol. 33, no. 5, 1997, pp. 787–791.

Rode, L., Nordestgaard, B., Bojesen, S. 'Long telomeres and cancer risk among 95,568 individuals from the general population', *International Journal of Epidemiology*, vol. 45, no. 5, 2016.

Pellatt, A. et al. 'Telomere length, telomere–related genes, and breast cancer risk:The breast cancer health disparities study', *Genes, Chromosomes and Cancer*, vol. 52, no. 7, 2013.

Nan, H., Du, M. et al.'Shorter telomeres associate with a reduced risk of melanoma development', *Cancer Research*, vol. 71, no. 21, pp. 6758–6763.

Kuo, C., Pilling, L., Kuchel, G., Ferrucci, L., Melzer, D. 'Telomere length and aging–related outcomes in humans:A Mendelian randomization study in 261,000 older participants', *Aging Cell*, vol. 18, no. 6, 2019.

Garrett–Bakelman, F. et al. 'The NASA twins study: A multidimensional analysis of a year–long human spaceflight', *Science*, vol. 364, no. 6436, 2019.

11 僵屍細胞以及如何消滅它們

'The Nobel Prize in Physiology or Medicine 2016', NobelPrize.org, 2020.

Takahashi, K.,Yamanaka, S.'Induction of Pluripotent Stem Cells from Mouse Embryonic and Adult Fibroblast Cultures by Defined Factors', *Cell*, vol. 126, no. 4, 2006, pp. 663–676.

Ocampo, A. et al. 'In Vivo Amelioration of Age–Associated Hallmarks by Partial Reprogramming', *Cell*, vol. 167, no. 7, 2016, pp. 1719–1733.

Shen, J.,Tsai,Y., Dimarco, N., Long, M., Sun, X.,Tang, L.'Transplantation of mesenchymal stem cells from young donors delays aging in mice', *Scientific Reports* vol. 1, no. 67, 2011.

Charles-de-Sá, L. et al. 'Photoaged Skin Therapy with Adipose-Derived Stem Cells', *Plastic & Reconstructive Surgery*, vol. 145, no. 6, 2020, pp. 1037e–1049e.

Xu, M. et al.'Transplanted Senescent Cells Induce an Osteoarthritis-Like Condition in Mice', *The Journals of Gerontology, Series A: Biological Sciences and Medical Sciences*, vol. 72, no. 6, 2017, pp. 780–785.

Baker, D. et al.'Naturally occurring p16 Ink4a-positive cells shorten healthy lifespan', Nature, vol. 530, no. 7589, 2016, pp. 184–189. Xu,M.,Pirtskhalava,T.,Farr,J. N.'Senolytics improve physical function and increase lifespan in old age', *Nature Medicine*, vol. 24, 2018, pp. 1246–1256.

Coppé, J., Patil, C. et al.'Senescence-associated secretory phenotypes reveal cell-nonautonomous functions of oncogenic RAS and the p53 tumor suppressor', *PLOS Biology*, vol. 6, no. 12, 2008.

Muñoz-Espín, D. et al.'Programmed cell senescence during mammalian embryonic development', *Cell*, vol. 155, no. 5, 2013, p. 1104.

Demaria, M. et al.'An essential role for senescent cells in optimal wound healing through secretion of PDGF-AA', *Developmental Cell*, vol. 31, no. 6, 2014, pp. 722–733.

Cole, L., Kramer, P. *Apoptosis, Growth, and Aging*, Elsevier, 2016, pp. 63–66.

Spindler, S., Mote, P., Flegal, J.,Teter, B.'Influence on Longevity of Blueberry, Cinnamon, Green and Black Tea, Pomegranate, Sesame, Curcumin, Morin, Pycnogenol, Quercetin, and Taxifolin Fed Iso-Calorically to Long-Lived, F1 Hybrid Mice', *Rejuvenation Research*, vol. 16, no. 2, 2013, pp. 143–151.

Yousefzadeh, M. et al. 'Fisetin is a senotherapeutic that extends health and lifespan', *eBio Medicine*, vol. 36, 2018, pp. 18–28.

Xu, Q. et al. 'The flavonoid procyanidin C1 has senotherapeutic activity and increases lifespan in mice', *Nature Metabolism*, vol. 3, 2021, pp. 1706–1726.

Latorre, E.,Torregrossa, R.,Wood, M.,Whiteman, M., Harries, L. 'Mitochondria-targeted hydrogen sulfide attenuates endothelial senescence by selective induction of splicing factors HNRNPD and SRSF2', *Aging*, vol. 10, no. 7, 2018, pp. 1666–1681.

'Unity biotechnology announces positive data from phase 1 clinical trial of ubx1325 in patients with advanced vascular eye disease', *Unity Biotechnology* Inc., 2021.

Wu,W., Li, R., Li, X., He, J., Jiang, S., Liu, S.,Yang, J.'Quercetin as an antiviral agent inhibits influenza a virus (IAV) Entry', *Viruses*, vol. 8, no. 1, 2015.

12 上緊生物時鐘的發條

Horvath, S. 'DNA methylation age of human tissues and cell types', *Genome Biology*, vol. 14, no. 10, 2013, pp. 1–20.

Christiansen, L., Lenart,A.,Tan, Q.,Vaupel, J.,Aviv,A., McGue, M., Christensen, K.'DNA methylation age is associated with mortality in a longitudinal Danish twin study', *Aging Cell*, vol. 15, no. 1, 2016, pp. 149–154.

Marioni, R. et al. 'The epigenetic clock is correlated with physical and cognitive fitness in the Lothian Birth Cohort 1936', *International Journal of Epidemiology*, vol. 44, no. 4, 2015, pp. 1388–1396.

Horvath, S. et al.'Decreased epigenetic age of PBMCs from Italian semi-supercentenarians and their offspring', *Aging*, vol. 7, no. 12, 2015, pp. 1159–1170.

Lu,A.T.et al.'Universal DNA methylation age across mammalian tissues', *bioRxiv*, 2021. doi: https://doi. org/10.1101/2021.01.18.426733

Horvath, S. et al.'An epigenetic clock analysis of race/ethnicity, sex, and coronary heart disease', *Genome Biology*, vol. 17, no. 1, 2016, p. 171310.

Sehl,M.,Henry,J.,Storniolo,A.,Ganz,P.,Horvath,S.'DNA methylation age is elevated in breast tissue of healthy women', *Breast Cancer Research and Treatment*, vol. 164, no. 1, pp. 209–219.

Kresovich, J., Xu, Z., O'Brien, K.,Weinberg, C., Sandler, D.,Taylor, J.'Methylation-Based Biological Age and Breast Cancer Risk', *JNCI: Journal of the National Cancer Institute*, vol. 111, no. 10, 2019, pp. 1051–1058.

Horvath, S. et al.'The cerebellum ages slowly according to the epigenetic clock',

Aging, vol. 7, no. 5, 2017, pp. 294–306.

Dosi, R., Bhatt, N., Shah, P., Patell, R. 'Cardiovascular disease and menopause', *Journal of Clinical and Diagnostic Research*, vol. 8, no. 2, 2014, pp. 62–64.

Ossewaarde, M. et al. 'Age at menopause, cause-specific mortality and total life expectancy', *Epidemiology*, vol. 16, no. 4, 2005, pp. 556–562.

'The Nobel Prize in Physiology or Medicine 2016', NobelPrize.org, 2020.

Takahashi, K., Yamanaka, S. 'Induction of Pluripotent Stem Cells from Mouse Embryonic and Adult Fibroblast Cultures by Defined Factors', *Cell*, vol. 126, no. 4, 2006, pp. 663–676.

Ocampo, A. et al. 'In Vivo Amelioration of Age-Associated Hallmarks by Partial Reprogramming', *Cell*, vol. 167, no. 7, 2016, pp. 1719–1733.

Lu, Y., Brommer, B., Tian, X. et al. Reprogramming to recover youthful epigenetic information and restore vision. *Nature* vol. 588, 2020, pp.124–129. https://doi.org/10.1038/s41586-020- 2975-4

Shen, J., Tsai, Y., Dimarco, N., Long, M., Sun, X., Tang, L. 'Transplantation of mesenchymal stem cells from young donors delays aging in mice', *Scientific Reports*, vol. 1, no. 67, 2011.

Charles-de-Sá, L. et al. 'Photoaged Skin Therapy with Adipose-Derived Stem Cells', *Plastic & Reconstructive Surgery*, vol, 145, no. 6, pp. 1037e–1049e.

Kolata, G. 'A Cure for Type 1 Diabetes? For One Man, It Seems to Have Worked', *New York Times*, 2021.

13 血液奇蹟

Huestis, D. 'Alexander Bogdanov: The Forgotten Pioneer of Blood Transfusion', *Transfusion Medicine Reviews*, vol. 21, no. 4, 2007, pp. 337–340.

Conboy, M., Conboy, I., Rando, T. 'Heterochronic parabiosis: Historical perspective and methodological considerations for studies of aging and longevity', *Aging Cell*, vol. 12, no. 3, 2013, pp. 525–530.

McCay, C., Pope, F., Lunsford, W., Sperling, G., Sambhavaphol, P. 'Parabiosis between Old and Young Rats', *Gerontology*, vol. 1, no. 1, 1957, pp. 7–17.

Conboy, I., Conboy, M., Wagers, A., Girma, E., Weismann, I., Rando, T. 'Rejuvenation of aged progenitor cells by exposure to a young systemic environment', *Nature*, vol. 433, no. 7027, 2005, pp. 760–764.

Villeda, S. et al. 'The ageing systemic milieu negatively regulates neurogenesis and cognitive function', *Nature*, vol. 477, no. 7362, 2011, pp. 90–96.

Mehdipour, M. et al. 'Rejuvenation of three germ layers tissues by exchanging old blood plasma with saline–albumin', *Aging*, vol. 12, no. 10, 2020, pp. 8790–8819.

Ullum, H. et al. 'Blood donation and blood donor mortality after adjustment for a healthy donor effect', *Transfusion*, vol. 55, no. 10, 2015, pp. 2479–2485.

Timmers, P. et al. 'Multivariate genomic scan implicates novel loci and haem metabolism in human ageing', *Nature Communications*, vol. 11, no. 3570, 2020.

Daghlas, I., Gill, D. 'Genetically predicted iron status and life expectancy', *Clinical Nutrition*, vol. 40, no. 4, 2020, pp. 2456–2459.

Kadoglou, N., Biddulph, J., Rafnsson, S., Trivella, M., Nihoyannopoulos, P., Demakakos, P. 'The association of ferritin with cardiovascular and all–cause mortality in community–dwellers: The English longitudinal study of ageing', *PLOS ONE*, vol. 12, no. 6, 2017.

Forte, G. et al. 'Metals in plasma of nonagenarians and centenarians living in a key area of longevity', *Experimental Gerontology*, vol. 60, 2014, pp. 197–206.

Ford, E., Cogswell, M. 'Diabetes and serum ferritin concentration among U.S. adults', *Diabetes Care*, vol. 22, no. 12, 1999, pp. 1978–1983.

Tuomainen, T. et al. 'Body iron stores are associated with serum insulin and blood glucose concentrations: Population study in 1,013 eastern Finnish men', *Diabetes Care*, vol. 20, no. 3, 1997, pp. 426–428.

Bonfils, L. et al. 'Fasting serum levels of ferritin are associated with impaired pancreatic beta cell function and decreased insulin sensitivity: a population–based study', *Diabetologia*, vol. 58, no. 3, 2015, pp. 523–533.

Zacharski, L. et al. 'Decreased cancer risk after iron reduction in patients with peripheral arterial disease: Results from a randomized trial', *Journal of the National Cancer Institute*, vol. 100, no. 14, 2008, pp. 996–1002.

Mursu, J., Robien, K., Harnack, L., Park, K., Jacobs, D.'Dietary supplements and mortality rate in older women:The Iowa Women's Health Study', *Archives of Internal Medicine*, vol. 171, no. 18, 2011, pp. 1625–1633.

Kell, D., Pretorius, E.'No effects without causes: the Iron Dysregulation and Dormant Microbes hypothesis for chronic, inflammatory diseases' *Biological Reviews*, vol. 93, no. 3, 2018, pp. 1518–1557.

Parmanand, B., Kellingray, L. et al. 'A decrease in iron availability to human gut microbiome reduces the growth of potentially pathogenic gut bacteria; an in vitro colonic fermentation study', *Journal of Nutritional Biochemistry*, vol. 67, 2019, pp. 20–22.

Ayton, S. et al. 'Brain iron is associated with accelerated cognitive decline in people with Alzheimer pathology', *Molecular Psychiatry*, vol. 25, 2020, pp. 2932–2941.

Cross, J. et al.'Oral iron acutely elevates bacterial growth in human serum', *Scientific Reports*, vol. 5, no. 16670, 2015.

Semenova, E.A. et al. 'The association of HFE gene H63D polymorphism with endurance athlete status and aerobic capacity: novel findings and a meta-analysis', *Eur J Appl Physiol.*, vol. 120, no. 3, 2020, pp. 665–673. doi: 10.1007/s00421-020-04306-8.

Thakkar, D., Sicova, M., Guest, N.S., Garcia-Bailo, B., El-Sohemy, A.'HFE Genotype and Endurance Performance in Competitive Male Athletes', *Med Sci Sports Exerc.*, vol. 53, no. 7, 2021, pp.1385–1390. doi: 10.1249/MSS.0000000000002595.

14 微生物努力繁衍

Zoltán, I. 'Ignaz Semmelweis', *Encyclopaedia Britannica*, 2020, www.britannica.com/biography/Ignaz-Semmelweis.

Levy, C. 'De nyeste Forsög i Födselsstiftelsen i Wien til Oplysning om Barselsfeberens Ætiologie', Hospitals-Meddelelser, *Tidskrift for praktisk Lægevidenskab*, vol. 1, 1848.

Kidd, M., Modlin, I. 'A Century of Helicobacter pylori', *Digestion*, vol. 59, 1998, pp. 1–15.

Phillips, M. 'John Lykoudis and peptic ulcer disease', *Lancet*, vol. 255, no. 9198, 2000.

'The Nobel Prize in Physiology or Medicine 2005', NobelPrize.org, 2020.

Sender, R., Fuchs, S., Milo, R. 'Are we really outnumbered? Revisiting the ratio of bacterial to host cells in humans', *Cell*, vol. 164, no. 3, 2016, pp. 337–340.

Scheiman, J. et al. 'Meta–omics analysis of elite athletes identifies a performance–enhancing microbe that functions via lactate metabolism', *Nature Medicine*, vol. 25, 2019, pp. 1104–1109.

Damgaard, C. et al.'Viable bacteria associated with red blood cells and plasma in freshly drawn blood donations', *PLOS ONE*, vol. 10, no. 3, 2015.

Servick, K.'Do gut bacteria make a second home in our brains?', www.science.org, 9 November 2018.

Beros, S., Lenhart, A., Scharf, I., Negroni, M.A., Menzel, F., Foitzik, S.'Extreme lifespan extension in tapeworm–infected ant workers', *Royal Society Open Science*, vol. 8, no. 5, 2021. https://doi. org/10.1098/rsos.202118.

15 顯而不易見

Mina, M., Metcalf, C., De Swart, R., Osterhaus, A., Grenfell, B. 'Infectious Disease Mortality', *Science*, vol. 348, no. 6235, 2015, pp 694–699.

Powell, M. et al.'Opportunistic infections in HIV–infected patients differ strongly in frequencies and spectra between patients with low CD4+ cell counts examined postmortem and compensated patients examined antemortem irrespective of the HAART Era', *PLOS ONE*, vol. 11, no. 9, 2016.

Horvath, S., Levine, A. 'HIV–1 Infection Accelerates Age According to the Epigenetic Clock', *Journal of Infectious Diseases*, vol. 212, no. 10, 2015, pp. 1563–1571.

Fülöp,T., Larbi,A., Pawelec, G.'Human T–cell aging and the impact of persistent viral infections', *Frontiers in Immunology*, vol. 4, 2013, p. 271.

Sylwester, A. et al. 'Broadly targeted human cytomegalovirus–specific CD4+ and

CD8+ T-cells dominate the memory compartments of exposed subjects', *Journal of Experimental Medicine*, vol. 202, no. 5, 2005, pp. 673–685.

Cheng, J., Ke, Q. et al.'Cytomegalovirus infection causes an increase of arterial blood pressure', *PLOS Pathogens*, vol. 5, no. 5, 2009, p. 1000427.

Goldmacher,V.'Cell death suppression by cytomegaloviruses', *Apoptosis*, vol. 10, no. 2, March 2005, pp. 251–265.

Aguilera, M., Delgui, L., Romano, P., Colombo, M. 'Chronic Infections:A Possible Scenario for Autophagy and Senescence Cross- Talk', *Cells*, vol. 7, no. 10, 2018, p. 162.

Revello, M., Gerna, G.'Diagnosis and management of human cytomegalovirus infection in the mother, fetus, and newborn infant', *Clinical Microbiology Reviews*, vol. 15, no. 4, 2002, pp. 680–715.

Bjornevik, K., Cortese, M. et al.'Longitudinal analysis reveals high prevalence of Epstein-Barr virus associated with multiple sclerosis', *Science*, vol. 375, no. 6578, 2022, pp. 296–301.

Harvey, E.M., McNeer, E., McDonald, M.F. et al.'Association of Preterm Birth Rate With COVID-19 Statewide Stay-at-Home Orders in Tennessee', *JAMA Pediatr.*, vol. 175, no. 6, 2021, pp. 635–637. doi:10.1001/jamapediatrics.2020.6512.

Crist, C.'COVID-19 May Raise Risk of Diabetes in Children', *WebMD*, 2022.

16 勤用牙線延年益壽

Soscia, S. et al.'The Alzheimer's Disease-Associated Amyloid β-Protein Is an Antimicrobial Peptide', *PLOS ONE*, vol. 5, no. 3, 2010, e9505.

Kumar, D. et al. 'Amyloid- β peptide protects against microbial infection in mouse and worm models of Alzheimer's disease', *Science Translational Medicine*, vol. 8, no. 340, 2016.

Lambert, J. et al.'Meta-analysis of 74,046 individuals identifies 11 new susceptibility loci for Alzheimer's disease', *Nature Genetics*, vol. 45, no. 12, 2013, pp. 1452–1458.

Itzhaki, R.'Corroboration of a Major Role for Herpes SimplexVirus Type 1 in Alzheimer's Disease', *Frontiers in Aging Neuroscience*, vol. 10, no. 324, 2018.

Tzeng, N. et al.'Anti-herpetic Medications and Reduced Risk of Dementia in Patients with Herpes SimplexVirus Infections-a Nationwide, Population-Based Cohort Study in Taiwan', *Neurotherapeutics*, vol. 15, no. 2, 2018, pp. 417–429.

Wozniak, M., Itzhaki, R., Shipley, S., Dobson, C.'Herpes simplex virus infection causes cellular β-amyloid accumulation and secretase upregulation', *Neuroscience Letters*, vol. 429, no. 2–3, 2007, pp. 95–100.

Wozniak, M., Frost, A., Preston, C., Itzhaki, R. 'Antivirals reduce the formation of key Alzheimer's disease molecules in cell cultures acutely infected with herpes simplex virus type 1', *PLOS ONE*, vol. 6, no. 10, 2011.

Wozniak, M., Mee,A., Itzhaki, R.'Herpes simplex virus type 1 DNA is located within Alzheimer's disease amyloid plaques', *Journal of Pathology*, vol. 217, no. 1, 2009, pp. 131–138.

Dominy, S. et al.'Porphyromonas gingivalis in Alzheimer's disease brains: Evidence for disease causation and treatment with small-molecule inhibitors', *Science Advances*, vol. 5, no. 1, 2019.

Demmer, R. et al.'Periodontal disease and incident dementia:The Atherosclerosis Risk in Communities Study (ARIC)', *Neurology*, vol. 95, no. 12, 2020, pp. e1660–e1671.

Bui, F. et al.'Association between periodontal pathogens and systemic disease', *Biomedical Journal*, vol. 42, no. 1, 2019, pp. 27–35.

Balin, B. et al. 'Chlamydophila pneumoniae and the etiology of late-onset Alzheimer's disease', *Journal of Alzheimer's Disease*, vol. 13, no. 4, 2008, pp. 371–380.

Balin, B. et al. 'Identification and localization of Chlamydia pneumoniae in the Alzheimer's brain', *Medical Microbiology and Immunology*, vol. 187, no. 1, 1998, pp. 23–42.

Pisa, D.,Alonso, R., Rábano,A., Rodal, I., Carrasco, L.'Different Brain Regions are Infected with Fungi in Alzheimer's Disease', *Scientific Reports*, vol. 5, no. 1, 2015, pp. 1–13.

Wu,Y.'Microglia and amyloid precursor protein coordinate control of transient Candida cerebritis with memory deficits', *Nature Communications*, vol. 10, no. 58, 2019.

Edrey,Y., Medina, D. et al. 'Amyloid beta and the longest-lived rodent:The naked mole-rat as a model for natural protection from Alzheimer's disease', *Neurobiology of Aging*, vol. 34, no. 10, 2013, pp. 2352–2360.

Steinmann, G., Klaus, B., Müller-Hermelink, H.'The Involution of the Ageing Human Thymic Epithelium is Independent of Puberty: A Morphometric Study', *Scandinavian Journal of Immunology*, vol. 22, no. 5, 1985, pp. 563–575.

Kulikov,A.,Arkhipova,L.,Kulikov,D.,Smirnova,G.,Kulikova,P. 'The increase of the average and maximum span of life by the allogenic thymic cells transplantation in the animals' anterior chamber of eye', *Advances in Gerontology*, vol. 4, no. 3, 2014, pp. 197–200.

Oh, J.,Wang,W.,Thomas, R., Su, D.'Thymic rejuvenation via induced thymic epithelial cells (iTECs) from FOXN1 -overex- pressing fibroblasts to counteract inflammaging', *BioRxiv*, 2020.

Weiss,R.,Vogt,P.'100 years of Rous sarcoma virus', *Journal of Experimental Medicine*, vol. 208, no. 12, 2011, pp. 2351–2355.

'The Nobel Prize in Physiology or Medicine 1966', NobelPrize.org, 2020.

White, M., Pagano, J., Khalili, K. 'Viruses and human cancers: A long road of discovery of molecular paradigms', *Clinical Microbiology Reviews*, vol. 27, no. 3, 2014, pp. 463–471.

Gillison, M. 'Human Papillomavirus-Related Diseases: Oropharynx Cancers and Potential Implications for Adolescent HPV Vaccination', *Journal of Adolescent Health*, vol. 43, no. 4 , 2008, pp. S52–S60.

Bzhalava, D., Guan, P., Franceschi, S., Dillner, J., Clifford, G.'A systematic review of the prevalence of mucosal and cutaneous Human Papillomavirus types', *Virology*, vol. 445, no. 1–2, 2013, pp. 224–231.

Nejman, D. et al. 'The human tumor microbiome is composed of tumor type-specific intracellular bacteria', *Science*, vol. 368, no. 6494, 2020, pp. 973–980.

Bullman, S. et al.'Analysis of Fusobacterium persistence and antibiotic response in colorectal cancer', *Science*, vol. 358, no. 6369, 2017, pp. 1443–1448.

Aykut, B.'The fungal mycobiome promotes pancreatic oncogenesis via activation of MBL', *Nature*, vol. 574, no. 7777, 2019, pp. 264–267.

Michalek,A., Mettlin, C., Priore, R.'Prostate cancer mortality among Catholic priests', *Journal of Surgical Oncology*, vol. 17, no. 2, 1981, pp. 129–133.

Shah, P.'Link between infection and atherosclerosis:Who are the culprits:Viruses, bacteria, both, or neither?', *Circulation*, vol. 103, 2001, pp. 5–6.

Haraszthy,V., Zambon, J.,Trevisan, M., Zeid, M., Genco, R.'Identification of Periodontal Pathogens in Atheromatous Plaques', *Journal of Periodontology*, vol. 71, no. 10, 2000, pp. 1554–1560.

Warren-Gash, C., Blackburn, R.,Whitaker, H., McMenamin, J., Hayward,A.'Laboratory-confirmed respiratory infections as triggers for acute myocardial infarction and stroke:A self-controlled case series analysis of national linked datasets from Scotland', *European Respiratory Journal*, vol. 51, no. 3, 2018.

Anand, S.,Tikoo, S.'Viruses as modulators of mitochondrial functions', *Advances in Virology* vol. 2013, 2013, 738794.

Wang, C.,Youle, R.'The role of mitochondria in apoptosis', *Annual Review of Genetics*, vol. 43, 2009, pp. 95–118.

Choi,Y., Bowman, J., Jung, J.'Autophagy during viral infection–A double-edged sword', *Nature Reviews Microbiology*, vol. 16, 2018, pp. 341–354.

Sudhakar, P. et al.'Targeted interplay between bacterial pathogens and host autophagy', *Autophagy*, vol. 15, no. 9, 2019, pp. 1620–1633.

Li, M., MacDonald, M. 'Polyamines: Small Molecules with a Big Role in Promoting Virus Infection', *Cell Host & Microbe*, vol. 20, no. 2, 2016, pp. 123–124.

Altindis, E. et al. 'Viral insulin-like peptides activate human insulin and IGF-1 receptor signaling:A paradigm shift for host–microbe interactions', *Proceedings of the National Academy of Sciences of the United States of America,* vol. 115, no. 10, 2018, pp. 2461–2466.

Liu,Y. et al. 'The extracellular domain of Staphylococcus aureus LtaS binds insulin and induces insulin resistance during infection', *Nature Microbiology*, vol. 3,

2018, pp. 622–31.

Chang, F.Y., Siuti, P., Laurent, S. et al.'Gut-inhabiting Clostridia build human GPCR ligands by conjugating neurotransmitters with dietand human-derived fatty acids', *Nat Microbiol.*, 2021, vol. 6, pp. 792–805. https://doi.org/10.1038/s41564-021-00887-y.

17 免疫回春

Smith, P.,Willemsen, D. et al.'Regulation of life span by the gut microbiota in the short-lived African turquoise killifish,' *eLife* vol. 6, 2017.

Kundu, P. et al. 'Neurogenesis and prolongevity signaling in young germ-free mice transplanted with the gut microbiota of old mice', *Science Translational Medicine*, vol. 11, no. 518, 2019, p. 4760.

Aleman, F.,Valenzano, D.'Microbiome evolution during host aging', PLOS Pathogens, vol. 15, no. 7, 2019.

Yousefzadeh, M.J., Flores, R.R., Zhu,Y. et al. 'An aged immune system drives senescence and ageing of solid organs', *Nature*, vol. 594, 2021, pp. 100–105. https://doi.org/10.1038/s41586- 021-03547-7

Campinoti, S., Gjinovci, A., Ragazzini, R. et al. 'Reconstitution of a functional human thymus by postnatal stromal progenitor cells and natural whole-organ scaffolds', *Nat Commun.*, vol. 11: 6372, 2020. https://doi.org/10.1038/s41467-020-20082-7.

Franceschi, C. et al.'Inflammaging and anti-inflammaging:A systemic perspective on aging and longevity emerged from studies in humans,' *Mechanisms of Ageing and Development*, vol. 128, no. 1, 2007, pp. 92–105.

18 渴求樂趣

McCay, C., Crowell, M., Maynard, L.'The effect of retarded growth upon the length of life span and upon the ultimate body size', *The Journal of Nutrition*, vol. 10, no. 1, July 1935, pp. 63–79.

Schäfer, D. 'Aging, Longevity, and Diet: Historical Remarks on Calorie Intake Reduction', *Gerontology*, vol. 51, no. 2, 2005, pp. 126–130.

McDonald, R. Ramsey, J.'Honoring Clive McCay and 75 years of calorie restriction research', *Journal of Nutrition*, vol. 140, no. 7, 2010, pp. 1205–1210.

Weindruch, R.,Walford, R.'Dietary restriction in mice beginning at 1 year of age: Effect on life span and spontaneous cancer incidence', *Science*, vol. 215, no. 4538, 1982, pp. 1415–1418.

Weindruch, R.,Walford, R., Fligiel, S., Guthrie, D.'The retardation of aging in mice by dietary restriction: Longevity, cancer, immunity and lifetime energy intake', *Journal of Nutrition*, vol. 116, no. 4, 1986, pp. 641–654.

Walford, R., Mock, D.,Verdery, R., MacCallum,T.J.'Calorie re‐ striction in Biosphere 2: Alterations in physiologic, hematologic, hormonal, and biochemical parameters in humans restricted for a 2‐year period', *The Journals of Gerontology, Series A: Biological Sciences and Medical Sciences*, vol. 57, no. 6, 2002, pp. B211–B224.

Mattison, J. et al.'Caloric restriction improves health and survival of rhesus monkeys', *Nature Communications*, vol. 8, no. 14063, 2017.

Colman, R.,Anderson, R. et al.'Caloric restriction delays disease onset and mortality in rhesus monkeys', *Science*, vol. 325, no. 5937, 2009, pp. 201–204.

Mattison, J. et al.'Impact of caloric restriction on health and survival in rhesus monkeys from the NIA study', *Nature*, vol. 489, no. 7415, 2012, pp. 318–321.

Kraus,W. et al.'2 years of calorie restriction and cardiometabolic risk (CALERIE): exploratory outcomes of a multicentre, phase 2, randomised controlled trial', *The Lancet Diabetes and Endocrinology*, vol. 7, no. 9, 2019, pp. 673–683.

Jia, K., Levine, B.'Autophagy is required for dietary restriction‐mediated life span extension in C. elegans', *Autophagy*, vol. 3, no.6, 2007, pp. 597–599.

Saxton, R., Sabatini, D. 'mTOR Signaling in Growth, Metabolism, and Disease', *Cell*, vol. 168, no. 6, 2017, pp. 960–976.

19 舊習慣的新面貌

Di Francesco,A., Di Germanio, C., Bernier, M., De Cabo, R.'A time to fast', *Science*, vol. 362, no. 6416, 2018, pp. 770–775.

Michael Anson, R. et al.'Intermittent fasting dissociates beneficial effects of dietary restriction on glucose metabolism and neuronal resistance to injury from calorie intake', *Proceedings of the National Academy of Sciences of the United States of America*, vol. 100, no. 10, 2003, pp. 6216–6220.

Mitchell, S. et al.'Daily Fasting Improves Health and Survival in Male Mice Independent of Diet Composition and Calories', *Cell Metabolism*, vol. 29, no. 1, 2019, pp. 221–228.

Woodie, L., Luo,Y., et al.'Restricted feeding for 9 h in the active period partially abrogates the detrimental metabolic effects of a Western diet with liquid sugar consumption in mice', *Metabolism: Clinical and Experimental*, vol. 82, 2018, pp. 1–13.

Carlson, A., Hoelzel, F. 'Apparent prolongation of the life span of rats by intermittent fasting', *The Journal of Nutrition*, vol. 31, no. 3, 1946, pp. 363–375.

Wei, M. et al.'Fasting‑mimicking diet and markers/risk factors for aging, diabetes, cancer, and cardiovascular disease', *Science Translational Medicine*, vol. 9, no. 377, 2017.

Stewart,W., Fleming, L.'Features of a successful therapeutic fast of 382 days' duration', *Postgraduate Medical Journal*, vol. 49, no. 569, 1973, pp. 203–209.

Heilbronn, L., Smith, S., Martin, C., Anton, S., Ravussin, E. 'Alternate‑day fasting in non‑obese subjects: effects on body weight, body composition, and energy metabolism', *The American Journal of Clinical Nutrition*, vol. 81, no. 1, 2005, pp. 69–73.

Tinsley, G., Forsse, J. et al.'Time‑restricted feeding in young men performing resistance training:A randomized controlled trial', *European Journal of Sport Science*, vol. 17, no. 2, 2017, pp. 200–207.

Fillmore, K., Stockwell,T., Chikritzhs,T., Bostrom,A., Kerr,W. 'Moderate Alcohol Use and Reduced Mortality Risk: Systematic Error in Prospective Studies and New Hypotheses', *Annals of Epidemiology*, vol. 17, no. 5, 2007, pp. S16–S23.

Burton, R., Sheron, N.'No level of alcohol consumption improves health', *Lancet*, vol. 392, no. 10152, 2018, pp. 987–988.

Kim,Y., Je,Y., Giovannucci, E. 'Coffee consumption and all-cause and cause-specific mortality: a meta-analysis by potential modifiers', *European Journal of Epidemiology*, vol. 34, 2019, pp. 731–752.

Freedman, N., Park,Y., Abnet, C., Hollenbeck, A., Sinha, R. 'Association of Coffee Drinking with Total and Cause-Specific Mortality', *New England Journal of Medicine*, vol. 366, 2012, pp. 1891–1904.

20 貨物崇拜營養學

Bianconi, E. et al. 'An estimation of the number of cells in the human body', *Annals of Human Biology*, vol. 40, no. 6, 2013, pp. 463–471.

OECD. 'Life expectancy by sex and education level', *Health at a Glance 2017: OECD Indicators*, OECD Publishing, 2017. https:// doi.org/10.1787/health_ glance-2017-7-en.

Brønnum-Hansen, H., Baadsgaard, M.'Widening social inequality in life expectancy in Denmark.A register-based study on social composition and mortality trends for the Danish population', *BMC Public Health*, vol. 12, no. 994, 2012.

Hummer, R.A., Hernandez, E.M.'The Effect of Educational Attainment on Adult Mortality in the United States', *Popul Bull*, vol. 68, no. 1, 2013, pp. 1–16.

Fraser, G.'Vegetarian diets:What do we know of their effects on common chronic diseases?' *American Journal of Clinical Nutrition*, vol. 89, no. 5, 2009, pp. 1607S–1612S.

Mihrshahi, S., Ding, D. et al.'Vegetarian diet and all-cause mortality: Evidence from a large population-based Australian cohort – the 45 and Up Study', *Preventive Medicine*, vol. 97, 2017, pp. 1–7.

Zhao, L.G., Sun, J.W.,Yang,Y. et al. 'Fish consumption and all-cause mortality: a meta-analysis of cohort studies', *Eur J Clin Nutr.*, vol. 70, 2016, pp. 155–161.

Zhang,Y., Zhuang, P, He,W. et al.'Association of fish and longchain omega-3 fatty acids intakes with total and cause-specific mortality: prospective analysis of 421 309 individuals', *JIM*, vol. 284, no. 4, 2018, pp. 399–417.

McBurney, M.I.,Tintle, N., Ramachandran, S.V., Sala-Vila,A., Harris, W.S.'Using an erythrocyte fatty acid fingerprint to predict risk of all-cause mortality: the Framingham Offspring Cohort', *The American Journal of Clinical Nutrition*, vol. 114, no. 4, 2021, pp.1447–1454.

Harris,W.S.,Tintle, N.L. et al.'Blood n-3 fatty acid levels and total and cause-specific mortality from 17 prospective studies', *Nature Communications*, vol. 12: 2329, 2021.

Bernasconi,A.A.,Wiest, M.M., Lavie, C.J., Milani, R.V., Laukkanen, J.A.'Effect of Omega-3 Dosage on Cardiovascular Outcomes:An Updated meta-Analysis and Meta-Regression of Interventional Trials', *Mayo Clinic Proceedings*, vol. 96, no. 2, 2021, pp. 304–313.

Cawthorn, D-M., Baillie, C., Mariani, S.'Generic names and mislabelling conceal high species diversity in global fisheries markets', *Conservation Letters*, vol. 11, no. 5, 2018, p. e12573.

Willette, D.A., Simmonds, S.E., Cheng, S.H. et al. 'Using DNA barcoding to track seafood mislabelling in Los Angeles restaurants', *Conservation Biology*, vol. 31, no. 5, 2017, pp. 1076–1085.

Ho,J.K.I.,Puniamoorthy,J.,Srivathsan,A.,Meier,R.'MinION sequencing of seafood in Singapore reveals creatively labelled flatfishes, confused roe, pig DNA in squid balls, and phantom crustaceans', *Food Control*, vol. 112, 2020, p. 107144.

Autier, P., Boniol, M., Pizot, C., Mullie, P. 'Vitamin D status and ill health: a systematic review', *The Lancet: Diabetes & Endocrinology*, vol. 2, no. 1, 2014, pp. 76–90.

Lin, S., Jiang, L., Zhang,Y., Chai, J., Li, J., Song, X., Pei, L. 'Socioeconomic status and vitamin D deficiency among women of childbearing age: a population-based, case-control study in rural northern China', *BMJ Open*, vol. 11, 2021, p. e042227.

Zhang,Y., Fang, F.,Tang, J., Jia, L., Feng,Y., Xu, P. et al.'Association between vitamin D supplementation and mortality: systematic review and meta-analysis', *BMJ*, vol. 366, 2019, p. l4673. doi:10.1136/bmj.l4673.

21 引人深思

Perry, G. et al.'Diet and the evolution of human amylase gene copy number variation', *Nature Genetics*, vol. 39, no. 10, 2007, pp. 1256–1260.

Arendt, M., Cairns, K., Ballard, J., Savolainen, P.,Axelsson, E.'Diet adaptation in dog reflects spread of prehistoric agriculture', *Heredity*, vol. 117, no. 5, 2016, pp. 301–306

Ségurel, L., Bon, C.'On the Evolution of Lactase Persistence in Humans', *Annual Review of Genomics and Human Genetics*, vol. 18, 2017, pp. 297–319.

Gross, M.'How our diet changed our evolution', *Current Biology*, vol. 27, no. 15, 2017, pp. 731–733.

22 從中世紀修士到現代科學

Kenyon, C., Chang, J., Gensch, E., Rudner,A.,Tabtiang, R.'A C. elegans mutant that lives twice as long as wild type', *Nature*, vol. 366, no. 6454, 1993, pp. 461–464.

Wijsman, C. et al. 'Familial longevity is marked by enhanced insulin sensitivity', *Aging Cell*, vol. 10, no. 1, 2011, pp. 114–121.

Yashin,A.,Arbeev,K.et al.'Exceptional survivors have lower age trajectories of blood glucose: Lessons from longitudinal data', *Biogerontology*, vol. 11, no. 3, 2010, pp. 257–265.

Kurosu, H. et al.'Physiology: Suppression of aging in mice by the hormone Klotho', *Science*, vol. 309, no. 5742, 2005, pp. 1829–1833.

Lindeberg, S., Eliasson, M., Lindahl, B., Ahrén, B. 'Low serum insulin in traditional Pacific islanders – The Kitava study', *Metabolism: Clinical and Experimental*, vol. 48, no. 10, 1999, pp. 1216–1219.

Li, H., Gao, Z. et al. 'Sodium butyrate stimulates expression of fibroblast growth factor 21 in liver by inhibition of histone deacetylase 3', *Diabetes*, vol. 61, no. 4, 2012, pp. 797–806.

Zhang,Y. et al.'The starvation hormone, fibroblast growth factor–21, extends lifespan in mice', *eLife*, vol. 2012, no. 1, 2012.

Reynolds,A., Mann, J., Cummings, J.,Winter, N., Mete, E.,Te Morenga, L.'Carbohydrate quality and human health: a series of systematic reviews and meta-analyses' *The Lancet*, vol. 393, no. 10170, 2019, pp. 434–445.

Buffenstein, R.,Yahav, S.'The effect of diet on microfaunal population and function in the caecum of a subterranean naked mole-rat, Heterocephalus glaber', *British Journal of Nutrition*, vol. 65, no. 2, 1991, pp. 249–258.

Al-Regaiey, K., Masternak, M., Bonkowski, M., Sun, L., Bartke, A.'Long-Lived Growth Hormone Receptor Knockout Mice: Interaction of Reduced Insulin-Like Growth Factor I/Insulin Signaling and Caloric Restriction', *Endocrinology*, vol. 146, no. 2, 2005, pp. 851–860.

Zeevi, D., Korem,T., Zmora, N. et al.'Personalized Nutrition by Prediction of Glycemic Responses', *Cell*, vol. 163, no. 5, 2015, pp. 2069–1094.

Frampton, J., Cobbold, B., Nozdrin, M. et al.'The Effect of a Single Bout of Continuous Aerobic Exercise on Glucose, Insulin and Glucagon Concentrations Compared to resting Conditions in Healthy Adults: A Systematic Review, Meta-Analysis and Meta-Regression', *Sports Medicine*, vol. 51, 2021, pp. 1949–1966.

Solomon,T.P.J.,Tarry, E., Hudson, C.O., Fitt,A.I., Laye, M.J.'Immediate post-breakfast physical activity improves interstitial postprandial glycemia: a comparison of different activity-meal timings', *Pflugers Archiv – European Journal of Physiology*, vol. 572, 2020, pp. 271–280.

Bannister, C. et al. 'Can people with type 2 diabetes live longer than those without? A comparison of mortality in people initiated with metformin or sulphonylurea monotherapy and matched, non-diabetic controls', *Diabetes, Obesity and Metabolism*, vol. 16, no. 11, 2014, pp. 1165–1173.

Konopka,A. et al.'Metformin inhibits mitochondrial adaptations to aerobic exercise training in older adults', *Aging Cell*, vol. 18, no. 1, 2019, p. 12880.

Walton,R.et al.'Metformin blunts muscle hypertrophy in response to progressive resistance exercise training in older adults:A randomized, double-blind, placebo-controlled, multicenter trial:The MASTERS trial', *Aging Cell*, vol. 18, no. 6, 2019.

23 能評量才能管理

Stary, H.C., Chandler,A.B., Glagov, S. et al.'A definition of initial, fatty streak, and intermediate lesions of atherosclerosis. A report from the Committee on Vascular Lesions of the Council on Arteriosclerosis, American Heart Association', *Circulation*, vol. 89, no. 5, 1994, pp. 2462–2478.

Enos,W.F., Holmes, R.H., Beyer, J.'Coronary disease among united states soldiers killed in action in korea', *JAMA*, vol. 152, no. 12, 1953, pp.1090–1093. doi:10.1001/jama.1953.03690120006002.

Velican, D.,Velican, C.'Study of fibrous plaques occurring in the coronary arteries of children', *atherosclerosis*, vol. 33, no. 2, 1979, pp. 201–215.

Cohen, J., Pertsemlidis, A., Kotowski, I.K., Graham, R., Garcia, C.K., Hobbs, H.H. 'Low LDL cholesterol in individuals of African descent resulting from frequent nonsense mutations in PCSK9', *Nature Genetics*, vol. 37, 2005, pp. 161–165.

Kathiresan, S.'A PCSK9 MissenseVariant Associated with a Reduced Risk of Early-Onset Myocardial Infarction', *N Engl J Med.*, vol. 358, 2008, pp. 2299–2300. doi: 10.1056/NEJMc0707445.

Kent, S.T., Rosenson, R.S.,Avery, C.L. et al.'PCSK9 Loss-of-FunctionVariants, Low-Density Lipoprotein Cholesterol, and Risk of Coronary Heart Disease and Stroke', *Circulation*, vol. 10, no. 4, 2017

Ference, B.A. et al. 'Low-density lipoproteins cause atherosclerotic cardiovascular disease. 1. Evidence from genetic, epidemiologic, and clinical studies.A consensus statement from the European Atherosclerosis Society Consensus Panel', *European Heart Journal*, vol. 38, no. 32, 2017, pp. 2459–2472.

Kern, F. Jr.'Normal Plasma Cholesterol in an 88-Year-Old Man Who Eats 25 Eggs a Day – Mechanisms of Adaptation', *N Engl J Med.*, vol. 324, 1991, pp. 896–899. doi: 10.1056/ NEJM199103283241306

Hirshowitz, B., Brook, J.G., Kaufman,T.,Titelman, U., Mahler, D. '35 eggs per day in the treatment of severe burns,' *Br J Plast Surg.*, vol. 28, no. 3, 1975, pp. 185–188.

Kaufman,T.,Hirshowitz,B.,Moscona,R.,Brook,G.J.'Early enteral nutrition for mass

為何龍蝦不會變老，
水母會逆齡，人類卻無法？

burn injury:The revised egg-rich diet,' *Burns*, vol. 12, no. 4, 1986, pp. 260–263.

Drouin-Chartier, J., Chen, S., Li,Y., Schwab, A.L., Stampfer, M.J., Sacks, F.M. et al.'Egg consumption and risk of cardiovascular disease: three large prospective US cohort studies, systematic review, and updated meta-nalysis', *BMJ*, 368:m513, 2020. doi:10.1136/bmj.m513

Jones,P.,Pappu,A.,Hatcher,L.,Li,Z.,Illingworth,D.,Connor,W. 'Dietary cholesterol feeding suppresses human cholesterol synthesis measured by deuterium incorporation and urinary mevalonic acid levels', *Arteriosclerosis,Thrombosis, and Vascular Biology*, vol. 16, no. 10, 1996, pp. 1222–1228.

Steiner, M. Khan, A.H., Holbert, D., Lin, R.I. 'A double-blind crossover study in moderately hypercholesterolemic men that compared the effect of aged garlic extract and placebo administration on blood lipids', *Am J Clin Nutr.*, vol. 64, no. 6, 1996, pp. 866–870. doi: 10.1093/ajcn/65.6.866.

Sobenin, I.A.,Andrianova, I.V., Demidova, O.N., Gorchakova,T., Orekhov,A. N.'Lipid-lowering effects of time-released garlic powder tablets in double-blinded placebo-controlled randomized study', *J Atheroscler Thromb.*, vol. 15, no. 6, 2008, pp. 334–338. Doi: 10.5551/jat.e550.

McRae, M.P.'Dietary Fiber is Beneficial for the Prevention of Cardiovascular Disease:An Umbrella Review of Meta-analyses', *Journal of Chiropractic Medicine*, vol. 16, no. 4, 2017, pp. 289–299.

Franco, O., Peeters,A., Bonneux, L., De Laet, C.'Blood pressure in adulthood and life expectancy with cardiovascular disease in men and women: Life course analysis', *Hypertension*, vol. 46, no. 2, 2005, pp. 280–286.

Benigni,A. et al.'Variations of the angiotensin II type 1 receptor gene are associated with extreme human longevity', *Age*, vol. 35, no. 3, 2013, pp. 993–1005.

Benigni, A. et al. 'Disruption of the Ang II type 1 receptor promotes longevity in mice', *Journal of Clinical Investigation*, vol. 119, no. 3, 2009, p. 52.

Basso, N., Cini, R., Pietrelli,A., Ferder, L.,Terragno, N, Inserra, F. 'Protective effect of long-term angiotensin II inhibition', *American Journal of Physiology – Heart and Circulatory Physiology*, vol. 293, no. 3, 2007, pp. 1351–1358.

Kumar, S., Dietrich, N., Kornfeld, K.'Angiotensin Converting Enzyme (ACE) Inhibitor Extends Caenorhabditis elegans Life Span', *PLOS Genetics*, vol. 12, no. 2, 2016.

Mueller, N., Noya-Alarcon, O., Contreras, M., Appel, L., Dominguez-Bello, M. 'Association of Age with Blood Pressure Across the Lifespan in IsolatedYanomami andYekwanaVillages', *JAMA Cardiology*, vol. 3, no. 12, 2018, pp. 1247–1249.

Lindeberg, S. *Food and Western Disease*,Wiley, 2009.

Gurven, M. et al. 'Does blood pressure inevitably rise with age? Longitudinal evidence among forager-horticulturalists', *Hypertension*, vol. 60, no. 1, 2012, pp. 25–33. doi: 10.1161/HYPER- TENSIONAHA.111.189100.

Nystoriak, M., Bhatnagar,A.'Cardiovascular Effects and Benefits of Exercise', *Frontiers in Cardiovascular Medicine*, vol. 5, no. 135, 2018.

Mandsager, K., Harb, S., Cremer, P., Phelan, D., Nissen, S., Jaber, W.'Association of Cardiorespiratory Fitness with Long-term Mortality Among Adults Undergoing Exercise Treadmill Testing', *JAMA Network Open*, vol. 1, no. 6, 2018.

Gill, J.M.R. 'Linking volume and intensity of physical activity to mortality', *Nat Med.*, vol. 26, 2020, pp. 1332–1334. https://doi.org/10.1038/s41591-020-1019-9.

Egan, B., Zierath, J.R. 'Exercise Metabolism and the Molec- ular Regulation of Skeletal Muscle Adaptation', *Cell Me- tabolism*, vol. 17, no. 2, 2013, pp. 162–184. doi: https://doi. org/10.1016/j.cmet.2012.12.012.

Ramos, J., Dalleck, L.,Tjonna,A., Beetham, K., Coombes, J.'The Im- pact of High-Intensity IntervalTrainingVersus Moderate-Intensity ContinuousTraining onVascular Function:a Systematic Review and Meta-Analysis', *Sports Medicine*, vol. 45, 2015, pp. 679–692.

Viana, R., Naves, J., Coswig,V., De Lira, C., Steele, J., Fisher, J., Gentil, P.'Is interval training the magic bullet for fat loss? A systematic review and meta-analysis comparing moderate-intensity continuous training with high-intensity interval training (HIIT)', *British Journal of Sports Medicine*, vol. 53, no. 10, 2018.

Boudoulas, K., Borer, J., Boudoulas, H.'Heart Rate, Life Expectancy and the Cardiovascular System:Therapeutic Considerations', *Cardiology*, vol. 132, no. 4,

2015, pp. 199–212.

Zhao, M.,Veeranki, S., Magnussen, C., Xi, B.'Recommended physical activity and all-cause and cause-specific mortality in US adults: Prospective cohort study', *British Medical Journal*, vol. 370, 2020.

Faulkner, J., Larkin, L., Claflin, D., Brooks, S. 'Age-related changes in the structure and function of skeletal muscles', *Clinical and Experimental Pharmacology and Physiology*, vol. 34, no. 11, 2007, pp. 1091–1096.

Srikanthan, P., Karlamangla,A.'Muscle mass index as a predictor of longevity in older adults', *American Journal of Medicine*, vol. 127, no. 6, 2014, pp. 547–553.

Rantanen,T., Harris,T. et al. 'Muscle Strength and Body Mass Index as Long-Term Predictors of Mortality in Initially Healthy Men', *Journals of Gerontology, Series A: Biological Sciences and Medical Sciences*, vol. 55, no. 3, 2000, pp. M168–M173.

Schuelke, M. et al. 'Myostatin Mutation Associated with Gross Muscle Hypertrophy in a Child', *New England Journal of Medicine*, vol. 350, 2004, pp. 2682–2688.

Walker,K.,Kambadur,R.,Sharma,M.,Smith,H.'Resistance Training Alters Plasma Myostatin but not IGF-1 in Healthy Men', *Medicine & Science in Sports & Exercise*, vol. 36, no. 5, 2004, pp. 787–793.

Nash, S., Liao, L., Harris,T., Freedman, N.'Cigarette Smoking and Mortality in Adults Aged 70 Years and Older: Results From the NIH-AARP Cohort', *American Journal of Preventive Medicine*, vol. 52, no. 3, 2017, pp. 276–283.

24 精神比物質更重要

Moseley, J. et al.'A controlled trial of arthroscopic surgery for osteoarthritis of the knee', *New England Journal of Medicine*, vol. 347, 2002, pp. 81–88.

Guevarra, D. et al.'Placebos without deception reduce self-report and neural measures of emotional distress', *Nature Communications*, vol. 11, no. 3785, 2020.

Kaptchuk,T. et al.'Placebos without deception:A randomized controlledtrial in irritable bowel syndrome', *PLOS ONE*, vol. 5, no. 12, 2010.

Park, C., Pagnini, F., Langer, E. 'Glucose metabolism responds to perceived sugar intake more than actual sugar intake', *Sci Rep.*, 10: 15633, 2020. https://doi.org/10.1038/s41598-020-72501-w.

Westerhof, G., Miche, M. et al. 'The influence of subjective aging on health and longevity:A meta-analysis of longitudinal data', *Psychology and Aging*, vol. 29, no. 4, 2014, pp. 793–802.

John, A., Patel, U., Rusted, J., Richards, M., Gaysina, D. 'Affective problems and decline in cognitive state in older adults:A systematic review and meta-analysis', *Psychological Medicine*, vol. 49, no. 3, 2019, pp. 353–365.

Turnwald, B. et al.'Learning one's genetic risk changes physiology independent of actual genetic risk', *Nature Human Behaviour*, vol. 3, 2019, pp. 48–56.

Kramer, C., Mehmood, S., Suen, R.'Dog ownership and survival: A systematic review and meta-analysis', *Circulation: Cardiovascular Quality and Outcomes*, vol. 12, no. 10, 2019.

Pressman, S., Cohen, S.'Use of social words in autobiographies and longevity', *Psychosomatic Medicine*, vol. 69, no. 3, 2007, pp. 262–269.

Headey, B.,Yong, J.'Happiness and Longevity: Unhappy People Die Young, Otherwise Happiness Probably Makes No Difference', *Social Indicators Research*, vol. 142, no. 2, 2019, pp. 713–732.

Silk, J. et al. 'Strong and consistent social bonds enhance the longevity of female baboons', *Current Biology*, vol. 20, no. 15, 2010, pp. 1359–1361.

鷹之眼 24

為何龍蝦不會變老，水母會逆齡，人類卻無法？
24 個自然界中青春、衰老與生命期限的科學奧祕
Jellyfish Age Backward: Nature's Secrets to Longevity

作　　　者　尼可拉斯‧潘柏格 Nicklas Brendborg
譯　　　者　甘錫安

總　編　輯　成怡夏
責 任 編 輯　成怡夏
協 力 校 對　陳宜蓁
行 銷 總 監　蔡慧華
封 面 設 計　莊謹銘
內 頁 排 版　宸遠彩藝

出　　　版　遠足文化事業股份有限公司 鷹出版
發　　　行　遠足文化事業股份有限公司 (讀書共和國出版集團)
　　　　　　231 新北市新店區民權路 108 之 2 號 9 樓
客 服 信 箱　gusa0601@gmail.com
電　　　話　02-22181417
傳　　　真　02-86611891
客 服 專 線　0800-221029

法 律 顧 問　華洋法律事務所 蘇文生律師
印　　　刷　成陽印刷股份有限公司

初　　　版　2025 年 1 月
定　　　價　450 元
I　S　B　N　978-626-7255-62-9
　　　　　　978-626-7255-60-5 (EPUB)
　　　　　　978-626-7255-61-2 (PDF)

Copyright © Nicklas Brendborg 2021

國家圖書館出版品預行編目 (CIP) 資料

為何龍蝦不會變老，水母會逆齡，人類卻無法？24 個自然界
中青春、衰老與生命期限的科學奧祕 / 尼可拉斯 . 潘柏格
(Nicklas Brendborg) 作；甘錫安譯 . -- 初版 . -- 新北市：鷹出
版：遠足文化事業股份有限公司發行 , 2025.01
面；14.8 × 21 公分 . -- (鷹之眼；24)
譯自：Jellyfish age backwards : nature's secrets to longevity
ISBN 978-626-7255-62-9(平裝)

1. 長生法　2. 發育生物學　3. 健康法

411.18　　　　　　　　　　　　　　　　113017430